河南省卫生健康委员会立项资助项目

治未病

孕育健康的宝宝

总主编 郑玉玲

孕前期、孕期及产后人群未病防治

主编 吕翠田
主审 段振离

河南科学技术出版社
·郑州·

图书在版编目（CIP）数据

治未病. 孕育健康的宝宝：孕前期、孕期及产后人群未病防治/郑玉玲总主编；吕翠田主编. —郑州：河南科学技术出版社，2020. 6
ISBN 978-7-5349-9727-3

Ⅰ. ①治… Ⅱ. ①郑… ②吕… Ⅲ. ①妇科病-防治 ②产科病-防治
Ⅳ. ①R4

中国版本图书馆 CIP 数据核字（2019）第 237783 号

出版发行：河南科学技术出版社
　　　　　地址：郑州市郑东新区祥盛街 27 号　　邮编：450016
　　　　　电话：0371-65737028　65788628
　　　　　网址：www. hnstp. cn
策划编辑：马艳茹　高　杨
责任编辑：马晓薇
责任校对：郭　莉
整体设计：张　伟
责任印制：朱　飞
印　　刷：河南博雅彩印有限公司
经　　销：全国新华书店
开　　本：720 mm×1020 mm　1/16　印张：12.75　字数：176 千字
版　　次：2020 年 6 月第 1 版　　2020 年 6 月第 1 次印刷
定　　价：45.00 元

如发现印、装质量问题，影响阅读，请与出版社联系并调换。

丛书总编委会名单

顾　　问	李振华　张　磊　赵步长　李发枝
主　　审	毛德西　邱保国　段振离
总 主 编	郑玉玲
副总主编	（按姓氏笔画排序）
	王端权　朱　光　周发祥　洪素兰
总编委会	（按姓氏笔画排序）
	王　勇　王永霞　王祥麒　王端权
	吕翠田　朱　光　李志安　陈玉龙
	邵　雷　周发祥　郑玉玲　洪素兰

本书编委名单

主　　编	吕翠田			
副 主 编	张维怡	吴耀松	许晓波	何　磊
编　　委	吕翠田	张维怡	吴耀松	许晓波
	何　磊	罗春仙	包海燕	李艳坤
	刘　明			

序一

　　奋力于抢救江河决堤洪水泛滥，不如勤谨于修补蚁穴初起。此理世人皆知，然于杜疾防病之事，人常有"不识庐山真面目，只缘身在此山中"之惑，诚如医圣仲景之感叹：人们"孜孜汲汲……卒然遭邪风之气，婴非常之疾，患及祸至，而方震栗……赍百年之寿命，持至贵之重器，委付凡医，恣其所措，咄嗟呜呼"。岐黄之术，救病治疾，疗效神奇，代有名医，人们更赞扁鹊望齐侯之色，述治病当于未入骨髓之理，叹惜仲宣未听仲景之劝，二十年后眉落命亡之验。然人们多不知扁鹊有其术远不如两位兄长之吐言，仲景推崇上工之真谛。

　　自古以来，医学所追境界，非待病成而方努力救治，更非值此之际图财谋利，而是致力于防治疾患于未起，或积极治疗疾患于萌芽早期，使黎元苍生皆登仁寿之域，彰显"医者，仁术也"！故中华人民共和国成立初期，就有"防重于治"的医疗方针。祖国医学奠基之作《黄帝内经》力倡"治未病"，详述治未病之法，深论治未病之理，钩玄治未病之要，垂范治未病之则，提出了医工有"上工""中工""下工"之分。《素问·四气调神大论篇》云："是故圣人不治已病治未病，不治已乱治未乱，此之谓也。"《难经》一书，专设一章，举例而论治未病的具体运用。医圣仲景深谙岐黄之旨，深感治未病之法于内伤杂病尤为重要，故在论杂病之前，对"治未病""上工"更是建言显白，临证指归明确。治未病，仁心仁术，昭然岐黄，是名医大家之追求，为百姓群众所赞扬。治未病，代有名医，弘扬光大，迨至金元，丹溪心法，专论一篇，蔚然华章。

现代社会人们的生活节奏快、压力大，亚健康问题时有发生，亚健康越来越受到人们的关注，祖国医学治未病思想的价值也被越来越多的人所认识。故当今讲健康，谈治未病者日渐增多，有关媒体报道、书籍亦接踵而来。大浪淘沙，难免泥沙俱下，鱼龙混杂，甚至有怀图财之心者，趁此谋利，不仅未使亚健康者受益，而且玷污了祖国医学治未病的思想。

河南是黄帝的故里、医圣仲景的家乡、华夏文明的发祥地，根植于华夏文化的岐黄之术在中原大地源远流长，底蕴深厚，名医辈出，治未病思想深入人心。在河南省中医管理局、河南省中医药学会的指导下，由河南中医药大学原校长郑玉玲教授组织河南中医药大学及其附属医院和河南省中医药研究院的有关专家，以高度的责任心和历史使命感，组织编写了"中医治未病指导丛书"。该套书对不同年龄人群分册而论，另设特殊人群的未病防治，使得各类人群都能从本套书中获得对自身生理病理的认识，从而增强健康意识，获得科学、有效、实用的养生方法。

全套书科学实用、通俗易懂、条理清晰、简明扼要，各层次的人员都能看懂、学会、掌握、应用养生和常见病防治之法，使人们对治未病有法可循。此书付梓之际，欣然为序。

张　磊

2019 年 8 月 16 日

（张磊，国家第三批国医大师，时年 91 岁）

序二

欣闻在河南省中医管理局、河南省中医药学会的指导下,河南中医药大学及其附属医院、河南省中医药研究院共同组织国医大师、全国中医名师、河南省知名中医专家,历时5年编纂的"中医治未病指导丛书"即将付梓,甚是喜悦。本人从事中医药工作60余载,发现我国疾病谱近年来发生了巨大的变化,糖尿病、心脑血管疾病、恶性肿瘤等慢性疾病的发病率快速上升,心脑血管疾病已不再是老年人的专利,30岁左右发生心肌梗死、脑梗死和脑出血的患者越来越多。全球每年约有1 600万人死于心脑血管疾病,其中约有50%死于急性心肌梗死。

健康问题已经成为关系每个人切身利益及千家万户安康幸福的重大民生问题。所以,中共中央、国务院发布了《"健康中国2030"规划纲要》,将推进"健康中国"建设提到前所未有的高度。2019年7月9日,国务院办公厅又专门成立健康中国行动推进委员会,负责统筹推进《健康中国行动(2019—2030年)》组织实施、监测和考核相关工作。《健康中国行动(2019—2030年)》正是围绕疾病预防和健康促进两大核心,提出将开展15个重大专项行动,促进从"以治病为中心"向"以人民健康为中心"转变,努力使群众不生病、少生病。

中医提倡"治未病",包括"未病先防""既病防变""瘥后防复"三个方面,倡导早期干预、截断病势,在养生、保健、治疗、康复等方面采用早期干预的理念与方法，可以有效地维护健康、防病治病。尤其在防治慢性病方面，中医药有着独特的优势。控制慢性病的关键在于防危险因素、防发病、防严重疾病事件、防疾病事件严重后果、防疾病事件后复发。因此，早诊早治至关重要。

婴幼儿、妇女、老年人有独特的生理特征，更是疾病易发人群，对健康保健有特殊的需求，中医药在保障老弱妇孺人群健康方面同样具有优势。本丛书从孕前期、孕期，到婴幼儿、少年儿童、青少年、中老年等都有详细的未病防治方法介绍，挖掘整理了中医药在孕产保健、儿童健康维护、老年人健康养老等方面的知识和经验，形成了针对婴幼儿、妇女、老年人疾病的中医药特色调治措施，非常难能可贵。

在此，我也呼吁人人成为改变不健康生活方式的"第一责任人"，要迈开腿、管住嘴、多运动。相信通过对本丛书的学习，您一定能有所受益，学会用更多的中医药知识来防治常见疾病。

赵步长

2019 年 8 月 29 日

（赵步长，中国中西医结合学会脑心同治专业委员会主任委员）

　　随着世界医学由生物医学模式向生物—心理—社会医学模式的转变，对疾病状态干预的重心已经逐渐向"预防疾病，促进健康"转移，中医学"未病先防""三因制宜"的中医个性化治疗与辨证用药模式，对亚健康状态的调养表现出了得天独厚的优势和特色。近些年随着生活水平的提高，人们对保健养生知识的需求也日趋强烈，鉴于此，身为医学教育和临床工作者，我们有责任、有义务向广大群众普及医学知识，使之真正起到帮助人们养生保健、预防疾病的作用。

　　本丛书是在河南省中医管理局、河南省中医药学会的指导下，由河南中医药大学及其附属医院、河南省中医药研究院的医学教授和专家编写而成的。国医大师李振华教授、张磊教授，著名中医药企业家赵步长教授，全国著名中医专家李发枝教授为本丛书的顾问；全国名老中医专家毛德西教授、邱保国教授、段振离教授为本丛书的主审。每分册的主编均具有教授或主任医师的职称，每分册的参编人员均为长期从事中医学教育和临床工作的专业人士。

　　我们在编写本丛书过程中，遵照"立足科普、面向大众"的原则，力争为广大人民群众编写高水平、高质量的科普健康丛书，满足民众对人体生理病理、亚健康状态、中医养生和疾病预防等知识的需求，旨在提高人民群众的健康认知水平、提高自我保健意识和能力。

　　本丛书共分为七册。各分册从生理病理特点、体质辨识和疾病预测、常见亚健康状态认识和干预、常见疾病的防治、中医养生调养等方面入手，全面介绍中西医对人体的认识和健康养护，突出中医治未病思想，提出中医治未病方案，使各年龄阶段人群及特殊人群都能通过阅读本丛书提高对自身生理病理的认识，增强健康意识，改变不良生活习惯，获得科学、有效、实用的养生方法。但需要特别提醒的是：书中涉及的药物及治疗方法，请在医生指导下使用。

本丛书的编写得到了河南省卫生健康委员会、河南科学技术出版社、河南省中医药学会、河南中医药大学、河南省中医药研究院、步长集团及各界人士的支持和帮助，在此一并致以诚挚的谢意。

郑玉玲

2019 年 8 月 26 日

目录

总 论

第一章 了解自己的身体和体质 摆脱亚健康

第二章 懂得养生

第三章 可能会遇到这样的疾病

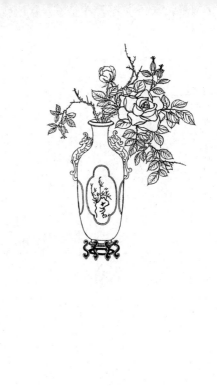

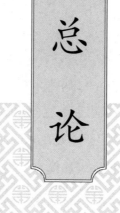

总论

第一节

"治未病"是中医的重要特色

　　早在《黄帝内经》就有"治未病"的预防思想。《素问·四气调神大论篇》指出："是故圣人不治已病治未病，不治已乱治未乱，此之谓也。夫病已成而后药之，乱已成而后治之，譬犹渴而穿井，斗而铸锥，不亦晚乎。"这里所谓"治未病"，是指人在未病时，也应保持健康的理念，不忘治理、调理身体。《素问·刺热篇》说："病虽未发，见赤色者刺之，名曰治未病。"此处所谓"未发"，实际上是已经有先兆小疾存在，即疾病时期症状较少且又较轻的阶段，类似于唐代孙思邈所说的"欲病"，在这种情况下，及时发现，对早期诊断和治疗无疑起着决定性作用。《灵枢·逆顺》篇中谓："上工刺其未生者也；其次，刺其未盛者也……上工治未病，不治已病，此之谓也。"书中均强调在疾病发作之先，把握时机，予以治疗，从而达到"治未病"的目的。这为后世医家对中医预防理论研究奠定了基础。《难经·七十七难》就治未病的"既病防传变"内涵做了明确的举例论述："经言上工治未病，中工治已病者，何谓也？然：所谓治未病者，见肝之病，则知肝当传之与脾，故先实其脾气，无令得受肝之邪，故曰治未病焉。中工治已病者，见肝之病，不晓相传，但一心治肝，故曰治已病也。"后代医家孙思邈等对治未病有很好的体悟、发挥，如《备急千金要方·论诊候》提出："古之善为医者……又曰上医医未病之病，中医医欲病之病，下医医已病之病。"将疾病分为未病、欲病、已病三类，这是中医学最早的三级预防概念，亦与现代预防医学的三级预防思想甚为相合。金元四大家之一朱丹溪更是充分发挥"与其救疗于有疾之后，不若摄养于无疾之先。盖疾成而后药者，徒劳而已。是故已病而不治，所以为医家之法；未病而先治，所以明摄生之理。夫如是则思患而预防之者，何患之有哉？此圣人不治已病治未病之意也"（《丹溪心法·不治已病治未病》）。

自从现代医学提出了"亚健康"的概念，人们逐渐认识到了"治未病"的价值，世界卫生组织（WHO）在《迎接21世纪的挑战》报告中指出：21世纪的医学将从"疾病医学"向"健康医学"发展；从重治疗向重预防发展；从针对病源的对抗治疗向整体治疗发展；从重视对病灶的改善向重视人体生态环境的改善发展；从群体治疗向个体治疗的发展；从强调医生作用向重视患者的自我保健作用发展。现代医家将治未病与现代一些术语、概念结合起来，更明晰、详细地阐述了治未病在生活、健康中的有关内容及意义，如祝恒琛主编的《未病学》，王琦主编的《中医治未病解读》，龚婕宁、宋为民主编的《新编未病学》等著作都从各方面对治未病进行了阐发，更彰显了治未病的意义。

全国中医药行业高等教育"十三五"规划教材《中医基础理论》专列一节对"治未病"进行了论述。书中写道，"治未病"包括三方面内容：一是未病先防；二是防止传变；三是愈后防复。对每一方面内容又进行了较为细致的说明，使大家认识到中医学的治未病思想含有现代预防医学的三级预防思想，体现了治未病学术思想的意义。

第二节

人体的九种体质

中医强调"因人制宜"，为了更有针对性地"治未病"，需要对每个人的身体基本状况有所了解。体质差异、个体体质的形成在很大程度上是由遗传所决定的，不同个体的体质特征分别具有各自不同的遗传背景，这种由遗传背景所决定的体质差异，是维持个体体质特征相对稳定性的一个重要条件。体质形成的先天因素包括先天之精（含有遗传基因）的遗传性和胎儿在母体内孕育情况等因素。明确体质状态，是为了尽可能将遗传因素的影响及在母体内生长发育过程中受到的不良影响降至最小，把"治未病"提到生命前期。

体质现象是人类生命活动的重要表现形式，其在生理上表现为功能、代谢及对外界刺激的反应等方面的个体差异；在病理上表现为对某些病因和疾病的易感性，产生病变的类型，以及在疾病传变转归中的某种倾向性，因而又有生理体质和病理体质之分。每个人都有自己的体质特点，中医学中将形神统一作为健康的标准，也将形神统一作为理想体质的标志。也就是说，理想体质是人体在充分发挥遗传潜质的基础上，经过后天的积极培育，使机体的形态结构、生理功能、心理状态，以及对内外环境的适应能力等各方面得到全面发展，所处于的相对良好的状态。

中医体质学在中医学科体系中具有十分重要的地位。中医体质学就是以中医理论为指导，研究人类各种体质特征和体质类型的生理、病理特点，并以此分析疾病的反应状态、病变的性质及发展趋向，从而指导疾病预防、治疗及养生、康复的一门学科。随着生命科学的发展，现代医学模式已从生物医学模式转变为生物—心理—社会医学模式，标志着人类对个体的研究已进入一个新的时代。

中国工程院院士、国医大师、北京中医药大学教授王琦 20 世纪 70 年代开始提出"中医体质学说"这一概念，并进行了深入研究，将中医体质理论从中医基础理论中分化出来，形成了中医体质学理论体系，将人体体质分为下面九种。

一、 平和体质

该体质以体态适中、面色红润、精力充沛、脏腑强健壮实为主要特征，又称为"平和质"。平和体质所占人群比例约为 32.75%，也就是 1/3 左右。男性多于女性，年龄越大，平和体质的人越少。

形体特征：体形匀称、健壮。

心理特征：性格随和开朗。

常见表现：面色、肤色润泽，头发稠密有光泽，目光有神，鼻色明润，嗅觉通利，味觉正常，唇色红润，精力充沛，不易疲劳，耐受寒热，睡眠安和，胃口良好，二便正常，舌色淡红，苔薄白，脉和有神。对自然环境和社会环境适应能力较强。

发病倾向：平时较少生病。

二、 阳虚体质

该体质特征和寒性体质接近，阳气不足，有寒象。

形体特征：面色㿠白，形体白胖。

心理特征：内向沉静，精神不振。

常见表现：疲倦怕冷，唇色苍白，少气懒言，嗜睡乏力，男子遗精，女子白带清稀，易腹泻，排尿次数频繁，性欲衰退。阳虚体质的人平素畏冷，手足不温，易出汗；喜热饮食，精神不振，睡眠偏多。

发病倾向：肥胖、痹证、骨质疏松、痰饮、肿胀、泄泻、阳痿、惊悸等。

三、 阴虚体质

该体质者阴血不足，有虚热或干燥之象。

形体特征：体形瘦长。

心理特征：多性情急躁，外向好动，活泼。

常见表现：主要是手足心热，易口燥咽干，口渴，喜冷饮，大便干燥，或见面色潮红，两目干涩，视物模糊，皮肤偏干，眩晕耳鸣，睡眠差，不耐热邪，耐冬不耐夏，不耐受燥邪。

发病倾向：结核病、失眠、肿瘤、咳嗽、糖尿病、内伤发热等。

四、 气虚体质

人体由于元气不足引起的一系列病理变化，称为气虚。所谓气，是人体最基本的物质，由肾中的精气、脾胃吸收运化水谷之气和肺吸入的清气等结合而成。气虚体质是以元气不足，气息低弱，机体脏腑功能状态低下为主要特征的一种体质状态。

形体特征：形体消瘦或偏胖。

心理特征：性格内向不稳，喜欢安静，不喜欢冒险。

常见表现：体倦乏力，面色苍白，语声低怯，常自汗出，且动则尤甚，心悸食少，舌淡苔白，脉虚弱，气短，懒言，咳喘无力；或食少腹胀、大便溏泄；或脱肛、子宫脱垂；或心悸怔忡、精神疲惫；或腰膝酸软、小便频多，男子滑精早泄、女子白带清稀。

发病倾向：肥胖症、内脏下垂、排泄不适度、慢性支气管炎、慢性盆腔炎等。

五、 痰湿体质

该体质是目前比较常见的一种体质类型，当人体脏腑、阴阳和气血津液运化失调，易形成痰湿时，便可以认为这种体质状态为痰湿体质，多见于肥胖者或素瘦今肥者。

形体特征：形体肥胖，腹部肥满松软。

心理特征：性格偏温和、稳重，多善于忍耐。

常见表现：面部皮肤油脂较多，多汗且黏，胸闷，痰多，面色淡黄而暗，眼睑微浮，容易困倦，平素舌体胖大，舌苔白腻或甜，身重不爽，喜食肥甘甜黏，大便正常或不实，小便不多或微混。

发病倾向：高血压、糖尿病、肥胖症、高脂血症、哮喘、痛风、冠心病、代谢综合征、脑血管疾病等。

六、 湿热体质

湿热体质是湿热长期蕴结于体内，脏腑经络运行受阻的一种体质状态。

所谓湿，有外湿和内湿的区分。中医认为脾有"运化水湿"的功能，若体虚消化不良或暴饮暴食，吃过多油腻、甜食，则会使脾不能正常运化而致"水湿内停"；且脾虚的人也易招来外湿的入侵，外湿也常因阻脾胃使湿从内生，所以两者是既独立又关联的。

所谓热，则是一种热象。而湿热中的热是与湿同时存在的，或因夏秋季节天热湿重，湿与热合并侵入人体，或因湿久留不除而化热，或因"阳热体质"而使湿"从阳化热"。

形体特征：形体偏胖或消瘦。

心理特征：急躁易怒。

常见表现：肢体沉重，发热多在午后明显，并不因出汗而减轻，皮肤经常出湿疹或疔疱，关节局部肿痛，脘闷腹满，恶心厌食，口苦，口渴，食欲差，或身目发黄，或发热畏寒交替，尿频、尿急，涩少而痛，色黄浊，便溏稀，腹痛腹泻，甚至里急后重，泻下脓血便，肛门灼热。

发病倾向：皮肤病、肝炎、胆结石、尿路感染、盆腔炎、阴道炎、出血、腰背痛等。

七、 血瘀体质

该体质主要是血行迟缓不畅，多半是因为长期情志抑郁，或者久居寒冷地区，以及脏腑功能失调所致。

形体特征：形体偏瘦。

心理特征：性格内郁，心情不快易烦，急躁健忘。

常见表现：面色晦暗，皮肤偏暗或色素沉着，有瘀斑，易伴疼痛，口唇暗淡或紫，舌质暗，有瘀斑、瘀点，舌下静脉曲张，脉细涩或结代；眼眶、鼻梁暗黑，易脱发，肌肤发干、脱屑，痛经，经色紫黑、有块。不耐受风邪、寒邪。

发病倾向：高血压、中风、冠心病、痛风、糖尿病、消瘦、痤疮、黄褐斑、肿瘤、月经不调、抑郁症、偏头痛、眩晕、胸痹、癥瘕等。

八、 气郁体质

当气不能外达而结聚于内时，便形成"气郁"。中医认为，气郁多由忧郁烦闷、心情不舒畅所致。长期气郁会导致血液循环不畅，严重影响健康。

形体特征：形体消瘦或偏胖，面色苍暗或萎黄。

心理特征：平素性情急躁易怒，易激动；或忧郁寡欢，胸闷不舒。

常见表现：胸胁胀痛或窜痛；乳房及小腹胀痛、月经不调、痛经；咽中梗阻，如有异物；或颈项瘿瘤；胃脘胀痛、泛吐酸水、呃逆嗳气；腹痛肠鸣，大便泄利不爽；头痛眩晕。

发病倾向：抑郁症、失眠、偏头痛、胸痛、肋间神经痛、慢性咽喉炎、慢性结肠炎、慢性胆囊炎、肝炎、经前期紧张综合征、乳腺增生、月经不调、痛经等。

九、 特禀体质

该体质是由于先天禀赋不足和禀赋遗传等因素造成的一种特殊体质，包括先天性、遗传性的生理缺陷与疾病，以及过敏反应等。

形体特征：无特殊，或有畸形，或有先天生理缺陷。

心理特征：因禀质特异情况而不同。

常见表现：容易过敏。患遗传性疾病者，有垂直遗传、先天性、家族性特征；患胎传性疾病者，有母体影响胎儿个体生长发育的特征。适应能力差，如过敏体质者对季节变化适应能力差，易引发宿疾。

发病倾向：过敏体质者易对药物过敏，易患花粉症；遗传疾病，如血友病、先天愚型及中医所称"五迟""五软""解颅"等；胎传疾病，如胎寒、胎热、胎惊、胎肥、胎痫、胎弱等。

了解体质可使我们在治未病中更具有针对性、可操作性，使治未病这一理论显得更有意义。

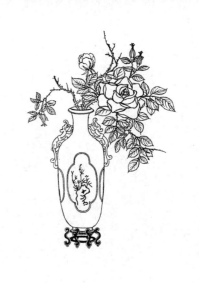

第一章

了解自己的身体和体质

摆脱亚健康

第一节

了解我们的身体

每一个生命从形成那一刻起，就被决定了性别。在生命诞生、生长发育过程中，性别的差异越来越明显。男孩和女孩进入青春期后身体会出现性别差异的发育，包括外在性特征的发育和内在性器官的发育成熟。女性有着独特的身体特点和特殊的生理现象，这和女性担负生儿育女、繁衍后代的职责是分不开的。

一、 女性的特殊生理——月经

（一） 为什么会来月经

1. **什么叫月经和月经初潮** 月经是如何形成的呢？让我们简单了解一下女性生殖器官的结构和功能吧！女性的体内有卵巢、子宫、输卵管等器官。卵子是由卵巢产生的，子宫是产生月经和孕育胎儿的重要场所。子宫位于下腹部，形状像倒置的梨。成年女性的子宫长 7~8 厘米，宽 4~5 厘米，厚 2~3 厘米。子宫体的顶部叫子宫底，子宫腔通过子宫底两侧的子宫角与输卵管相通。子宫腔的容量约 5 毫升，腔内壁有黏膜，称为子宫内膜。女孩子在青春期受激素调节影响，卵巢逐渐发育成熟并开始排卵，同时也合成雌激素、产生孕激素。这些激素使子宫内膜增厚，如果卵巢排出的卵子和精子结合了，就形成受精卵进入到子宫内发育，这就是怀孕的开始。如果卵子没有受精，在排卵后 14 天左右，受体内激素影响，子宫内膜血管收缩，内膜坏死脱落，脱落的黏膜和血液经阴道排出体外，形成出血现象，即月经。第一次来月经称为月经初潮，这是青春期到来的重要标志之一。初潮的年龄在 12 ~ 16 岁，也有极少数女性不到 10 岁或超过 18 岁才来月经。现代女性月经初潮平均在 12.5 岁，绝经年龄通常在 45 ~ 55 岁。

月经周期的时间一般为 28 ~ 30 天，但也有 23 ~ 45 天，甚至 3 个月或半年为 1 个周期。只要有规律，一般都属于正常月经。出血的时间一般为 3 ~ 7 天，每一次月经出血总量不超过 100 毫升；出血以第 2 ~ 3 天为最多。月经血一般呈暗红色，不凝固，除血液外还含有子宫内膜碎片等。一般月经期无不适症状，少数人可有下腹或腰骶部下坠感、乳房胀痛、便秘或腹泻、头痛等不适，一般不影响日常工作、学习及生活。如果不适症状明显并影响生活，建议就医治疗。

2. 少女为什么会月经不规律　有些少女月经不规律，有时 2 ~ 3 个月来一次月经，有时 1 个月来 2 次，有时甚至几个月不来，有时出血量太多，有时出血量太少。青春期月经不规律是什么原因呢？因为少女内分泌功能尚未完全发育成熟，开始来月经时并不排卵，只产生雌激素，使子宫内膜增生，但雌激素的水平很低，又使子宫内膜停止增生，而脱落出血，所以有的少女月经来潮后要过数月再来，有的表现为不规则出血，有的短时间闭经后又出血不止，这就是少女月经紊乱的原因。经过一段时期的调整，卵巢发育成熟，能有规律地排卵，才能建立起正常的月经周期。

另外，情绪的波动，运动量过大，工作、学习紧张，环境与气候的改变等，都能影响月经的周期。少女来月经时应注意经期卫生，增加营养，注意休息。月经过多应及时就医，不要滥用止血药和激素，以免造成不良后果。

3. 如何计算月经周期　出血的第 1 天是月经周期的开始，两次月经第 1 天的间隔时间即为月经周期，月经周期的计算包括了月经来潮的时间。有些女性从月经干净后计算月经周期，这样就会认为月经周期缩短了。临床上有的女性常自诉月经不正常，一个月内月经来潮两次。其实仔细算算，月初及月末各来潮 1 次也是正常的。正常月经周期为 28～30 天，周期长短可因人而异，提前或错后 7 天以内可视为正常范围，只要能保持一定的规律性就不能认为是月经不调。

（二） 月经与怀孕的关系重要吗

1. 月经不调可导致不孕　虽然绝大多数女性都会形成每月规律、正常的月经来潮，但一些女性受身体素质、精神心理因素、遗传、环境等影响而出现月经不调。医学上将月经不规律，提前或推后，有时量多有时量少，甚至闭经等现象称为月经不调。很多人认为月经不调不影响日常生活，甚至认为"不来月经才方便，治不治无所谓"。但却不知有时月经不调是不孕症的一个重要信号。

月经不调分无排卵性和排卵性两大类。无排卵性月经失调的特点是卵巢不排卵，而排卵是怀孕的先决条件，这一类月经失调是导致女性不孕的重要原因。排卵性月经失调的患者虽然有排卵，但卵巢的内分泌功能不正常，仍然会导致不孕症的发生。部分排卵性月经失调的女性也是可以怀孕的，但怀孕后很容易出现流产。因此，要想顺利怀胎，需要在孕前积极治疗月经不调。

2. 月经——女性判断自己是否怀孕的第一信号　在受孕的第一个月，孕妈咪一般感觉不到新生命的开始。但是，有一些重要的征兆，会提醒你可能怀孕了。停经是怀孕的第一信号，所有有性生活的女性都应该记住自己的月经日期，可用日历做记号。月经规律的已婚女性，如果月经超过七天以上未来潮，首先要考虑是否怀孕了，需采用早孕试纸检测法或到医院做妊娠试验以确定是否怀孕。确定妊娠后，不准备生育的要尽快采取补

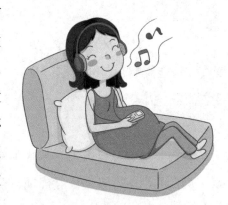

救措施；想生育的，则要注意营养，避免接触烟、酒、农药、有害化学物质、射线等，避免服用可能引起胎儿畸形的药物。

特别注意，有极少数女性虽然已怀孕，但在该来月经的时候仍有月经来，不过经血量比平常要少，时间也短些。因此，如果发现"月经"不正常，应该及时就医，很容易检测出是否怀孕。

3. 教你学会推算排卵日期　了解自己的排卵日期，可以安排受孕时间或者避孕时间。对于想避孕的女性来说，如果采用安全期避孕法，就需要知道自己的安全期。在月经周期里除了月经期和排卵期，其余的时间均为安全期。从下次月经来潮的第 1 天算起，倒数 14 天或减去 14 天就是排卵日，排卵日及其前 3 天和后 3 天加在一起称为排卵期。例如，某女性的月经周期为 28 天，本次月经来潮的第 1 天在 3 月 1 日，那么下次月经来潮就是在 3 月 29 日（3 月 1 日加 28 天），再从 3 月 29 日减去 14 天，则 3 月 15 日就是排卵日。排卵日及其前 3 天和后 3 天，也就是从 3 月 12 ~ 3 月 18 日为排卵期。不过这种方法只能适用于月经周期一向正常的女性。由于月经周期受很多因素，如疾病、情绪、环境、气候、压力等影响，即使月经周期一向正常的女性也可能出现排卵期提前或延后，从而导致安全期避孕失败。月经周期不规则的女性因无法推算安全期而不宜采用安全期避孕。

4. 教你学会推算预产期　推算预产期对孕期保健和孕期心理准备都是非常有益的。妊娠期一般为 280 天左右，如果孕妇能记清末次月经日期，即可推算预产期。推算方法是从末次月经第 1 天算起，月份减 3 或加 9，天数加 7。我们举个例子，某孕妇末次月经是 2010 年 2 月 21 日，则预产期应是 2010 年 11 月 28 日；如末次月经是 2010 年 10 月 18 日，则预产期应是 2011 年 7 月 25 日。若孕妇仅记住末次月经阴历的日期，则应换算成阳历的日期，再进行推算。一般 60% 的人在预产期前后 1 周分娩，90% 的人提前 3 周或推迟 2 周内分娩，约有 5% 的人在预产期分娩，如果月经不规律，可能分娩期与预产期相差更远。因此，若孕妇记不住末次月经日期，或哺乳期无月经来潮而受孕者，或月经不规律者，可由医生根据早孕反应出现的时间、胎动开始时间、手测宫底高度、尺测子宫长度、B超等加以估算。

二、受孕的必备条件

（一）选择良好的受孕时机

俗话说得好："优良的种子只有播在肥沃的土地中才能孕育出苗壮的秧苗。"受精卵是形成胎儿的物质基础，只有当精子和卵子处于质量最好的时候结合并在最佳的环境中发育，才能获得一个健康的胎儿。因此，在计划怀孕的时候，应注意选择最佳受孕时机。

1. 最佳受孕年龄　你知道吗？受孕年龄也是很讲究的哟。年龄过小（20岁以下），身体还没有完全发育成熟，若受孕会增加早产、难产及畸形儿的发生率；年龄过大（35岁以上），卵子老化，若受孕则先天愚型儿发病率会明显升高。妇产科专家认为，最佳受孕年龄为25～28岁。此年龄段的男性和女性，身体都已完全发育成熟，激素分泌旺盛，生育能力处于最佳状态。此年龄段女性的卵子质量最高，产道弹性、子宫收缩力最好，大大降低了流产、早产、死胎及畸形儿的发生率。

2. 最佳受孕日期　妇女的受孕时机在排卵期，即月经来潮后第14天左右。正常生育期的妇女，每个月在一侧卵巢中有1个卵子成熟并排出，排出后数分钟就可到达输卵管，并在那里停留达两天之久，但是它的存活力只有12小时，如果在这段时间没有精子来会合，卵子就会死亡。因此，观察和记录女性排卵规律，尽可能使精子与卵子在成活期内会合是受孕的关键。

正常男子射精时每毫升精液中的精子数为2亿～4亿。一般精子寿命为48小时，性交后5～20分钟精子就可到达宫颈管内口，其中只有一个精子能与卵子结合，其余精子都先后死亡。排卵当天或者排卵前1～3天性交更容易受孕。排卵期的推算参照前面有关内容。

与排卵期有关的生理现象：排卵前女性阴道分泌物少、黏稠且不透明；随着排卵期的临近，阴道分泌物逐渐增多，稀薄，呈乳白色；排卵期时分泌物量明显增多，透明清亮，呈水样，女性会感到阴部潮湿，用手纸擦时会有鸡蛋清样的条状黏液。女性这种阴道分泌物增多一般持续 2 ～ 3 天，是女性最易受孕的时间。

另外，推算排卵期还可用测量基础体温法。每天早晨起床前在同一时间，用同一支体温表，空腹测量口腔

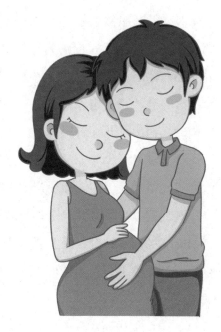

温度 3 分钟（注意身体不要活动，保持静止状态）。然后将每天测定的温度标记在记录温度的坐标纸上，观察基础体温随时间的变化。一般体温是规律平稳的，月经中期若发现体温有明显上升，就说明是排卵。例如，以前体温曲线一直保持在 36.5 ℃，排卵这一天可能比以前要高 0.3 ～ 0.5 ℃。这样持续 10 ～ 14 天后，如果不怀孕，体温重新下降到以前的水平（36.5 ℃），同时月经来潮。如果已怀孕，温度将持续保持在 37 ℃。

3. 最佳受孕季节　医学专家认为怀孕的最佳季节是八月前后，约七月下旬到九月上旬近两个月的时间，这是有道理的。让我们具体看一下在这个季节怀孕的好处有哪些。

在妊娠初期 40 ～ 60 天发生妊娠反应时，正好处在九月或十月，孕妇大多胃口差，爱挑食，此时蔬菜、瓜果品种繁多，可供挑选，可增进孕妇食欲，保障胎儿营养需求。此时日照充足，孕妇经常晒太阳，体内能产生大量维生素 D，促进钙、磷吸收，有助于胎儿的骨骼生长。孕妇夜间睡眠受暑热的影响小，睡眠充足、营养和各种维生素的摄入都比较充分，均有利于胎儿大脑发育。当冬天和初春携带着流行性感冒、风疹、流脑等病毒

到来时，胎儿胎龄已超过了3个月，平安地度过了致畸敏感期。而且对应的预产期为次年5月前后，分娩之时正是春末夏初，气温适宜，母亲哺乳、婴儿沐浴均不易着凉，蔬菜、鱼、蛋等副食品供应也十分丰富，产妇食欲好，乳汁营养也丰富，应是"坐月子"的最佳季节。保证母乳质量的同时，初生婴儿穿着轻薄，便于四肢自由活动，有益于大脑及全身的发育。孩子满月后，时令已入夏，绿树成荫，空气清新，阳光充足，有利于室外日光浴和空气浴。孩子半岁前后正好处在金秋十月，该增加辅食时又已顺利地避过夏季小儿肠炎等肠道疾病的流行季节。到了孩子学习走路、开始断奶的周岁，则又是春夏之交，气候温和，新鲜食品充足，为孩子的生长发育提供了有利的条件。而且春夏之交，肠胃易于适应，断奶也易于成功。

要注意避开五六月份怀孕，因为七月天气湿热，食欲本来不旺盛，再加上妊娠反应，使得营养摄入不足，容易影响胎儿的发育。同时也要避开十月怀孕，七月盛夏分娩。产妇的褥汗本来就多，如果在盛夏酷暑分娩，气候闷热潮湿容易发生中暑，轻者头晕、胸闷、体温升高；重者高热、昏迷，甚至死亡。此时也是皮肤感染、腹泻等疾病的多发季节，所以最好避免在盛夏分娩。

冬季也不宜受孕，因冬季北方新鲜蔬菜和水果都较缺乏，孕妇微量元素和维生素相对摄入较少，容易影响胎儿的生长发育。而且冬季北方气候十分寒冷，孕妇外出发生病毒感染的机会比较多。怀孕初期的8周内为胚胎期，此期孕妇如被病毒感染，将直接影响胎儿，导致胎儿智力低下或致畸形。

当然，我国各地气候条件差别很大，应因地制宜考虑，不可生搬硬套。如在温差对比不强烈的南方地区，则可根据当地流行病发生情况及营养供应条件，选择适宜的季节怀孕。比如北方选八九月，南方选六月左右。

4. 最佳受孕状态

（1）身体、情绪良好：准备怀孕前双方都应去医院做一次全面的健康检查，以确定身体健康状态。双方的健康状态意味着已经拥有了孕育健康宝宝的最大资本与保障。人们常说孩子是爱情的结晶，所以在准备受孕的日子里，夫妇间应特别注意情感方面的交流，要让浓浓的爱意始终荡漾在彼此心间。最好不要在感情不和睦、情绪不稳定的情况下勉强受孕，这不利于优生优育，容易造成宝宝身体虚弱、智力发育迟缓等。

（2）加强营养，戒烟酒：在准备受孕前的一个月内双方要加强营养，多吃富含蛋白质及维生素的食物，以供给精子、卵子充足的营养。同时要戒烟戒酒，特别是受孕的当天更应严格禁酒，以免酒精及烟草中的有害物质损伤受精卵。香烟中的一氧化碳、尼古丁、烟焦油等有害物质，不但会污染室内空气，而且还会影响胚胎的质量，所以男方在受孕前 3 个月应把烟戒掉。

（3）受孕前用药常识：口服避孕药避孕者要停药 3 个月至半年方能受孕。人流者最好 3 个月以后受孕，取环者最好 2 个月后怀孕。

5. 最佳受孕环境

（1）生活环境：房间应清洁安静、阳光充足，并保持冷暖适宜、空气流通。注意最好不要在新装修好的居室里受孕，否则装修材料中的有害气体浓度较高，会危及宝宝健康，增加先天性畸形、白血病的发病率。

（2）工作环境：在准备受孕前，男女双方都应暂时避开职业危害，及时调离接触铅、汞、镍、苯、氨、放射线、同位素、电磁波等有害物质的工作岗位。因为这些有害物质会损伤生殖功能，导致精子异常、流产、胎死宫中、早产、宝宝畸形等。

6. 最佳受孕地点　受孕地点应选择在双方都比较熟悉且温馨、舒适的地方，这样两人才能彻底放松，所以最佳受孕地点应是在自己的家里。

（二）　你能给宝宝提供好的生长环境吗

1. 受孕的全过程　性交时，男子每次排出 2 亿 ~ 4 亿个精子。精液中的精子射入女子阴道后，大部分精子随精液从阴道内排出，小部分精子游向宫颈管；然后由宫腔向输卵管运行，等待和卵子结合。精子和卵子结合后的受精卵在 24 小时后即进行细胞分裂。通过输卵管的蠕动，受精卵逐渐向宫腔方向移动，3～4 天后到达宫腔，并在宫腔内发育成胎儿。

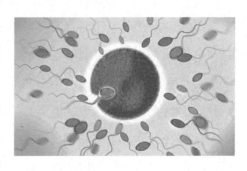

2. 正常受孕的必需条件　结婚生育，繁衍后代，是人类的生育本能。但也不是人人都具备生育这种本能。《黄帝内经》中就指出"天有阴阳，人有夫妻……地有四时不生草，人有无子。此人与天地相应者也"，说明不孕的现象早就存在。正常受孕所应该具备的条件，可分别从中医和西医两个方面来谈谈。

（1）中医认识：中医对受孕机理的认识最早记载在中医理论的第一部经典著作《黄帝内经》中："女子七岁，肾气盛，齿更发长；二七而天癸至，任脉通，太冲脉盛，月事以时下，故有子……。丈夫八岁，肾气实，发长齿更；二八肾气盛，天癸至，精气溢泻，阴阳和，故能有子。"其中所讲的"天癸"与西医所指的调节生殖功能的神经内分泌激素相类似。这段话的意思是说：女孩子到二七即十四岁，男孩子到二八即十六岁的年龄，身体盛实，受体内"天癸"的调节影响，女孩子身体内经脉通畅，气血调和，就有月经按时来潮，男孩子就有正常的排精现象；如果有男女的性生活，阴阳和谐地结合，便可以怀孕。

月经的按时来潮，是受孕的条件。只有排卵正常的月经，才有妊娠的可能。所以中医历来强调"种子必先调经"。《万氏女科》更明确地指出："女子无子，多因经候不调……若不调其经候而与之治，徒用力于无用之地。"临床上不孕患者多有各种各样的月经病。不少人对自己的可能影响怀孕的月经病不知道或不重视，月经量不规律，或停闭不来，还自以为"省事"；有痛经的女性片面地认为痛经治不好，待生孩子后就不会痛，从而不去治疗，忍受周期性痛经的折磨。等到结婚后不能怀孕时才去找医生，有的已经失去了最佳治疗时机，延误了病情，后悔莫及。

男性必须有正常的射精功能和能射出符合生殖要求的精液。对不孕不育者，必须夫妇双方同时检查，找出原因，分别治疗。临床上常见男方不主动或不愿意就诊，或有的不孕女性自认为怀不了孕是应自己先检查治疗，故常常已治疗多年，其丈夫连精液分析还没检查过，显然会影响治疗或延误治疗时间的。

如果男女的身体亏虚，"天癸"缺乏或失调，女性就可能发生月经失调、闭经、经崩、不孕等问题，男性可能导致性功能低下、精液质量存在问题等。另外，男女精卵结合才能形成胚胎，这是受孕的关键条件之一。如精卵不能结合，精卵不健或精卵结合受阻，输卵管不畅通，均不能使精卵结合而发生不孕不育；即使结合，亦可导致流产而不育。而这在临床与中医调理补肾关系极为密切，所以中医治疗不孕不育十分重视调理身体的先天根本——肾，助孕安胎。

男女双方如果都有正常的生育能力，为什么还不能怀孕呢？这就是前面已谈的受孕时机问题。中西医的观点是一致的，都认为必须掌握好排卵期性交阴阳和，才可顺利成胎。

受孕后胚胎着床于子宫，得到母体血气的充养，逐月发育。中医认为胎儿能否顺利牢固着床发育与子宫的状态和功能有密切关系。《神农本草经》认为"女子风寒在子宫，绝孕十年无子"。子宫功能失调如宫寒、宫热、子宫不正、闭塞子宫、胞中恶血等都是导致不孕不育的原因。因此，不孕不育的女性需要经中医大夫诊断后进行积极治疗。近年来的研究显示，自然流产发病率远高于15%，30%～40%的受精卵在着床后发生"隐性流产"（也叫"暗产"）。患者仅表现为月经稍延迟，月经量稍多，多在怀孕后1个月出现。

（2）西医认识：完成受孕复杂的过程，夫妻双方必须具备一定的生育条件：①男子的睾丸能产生正常的精子。正常成年男子一次射出的精液量为2～6毫升，液化时间、精子数量、形态及活动能力等均需达到一定标准，否则就不容易使女方受孕。②女性的卵巢能排出健康成熟的卵子。

月经正常的女性，每个月经周期都有一个健康成熟的卵子排出，这样才有机会怀孕。对于卵巢功能不全或月经不正常造成不排卵的女性，就不容易受孕。③在女性排卵期前后要有正常的性生活，使精子和卵子有机会相遇受精。精子在女性阴道内能生存 1～3 天，卵子排出后能生存 1 天左右，女性排卵时间在下次月经来潮前 14 天左右，在排卵前后几天内性交才有受孕的可能性。在非排卵期性交是不容易受孕的。④生殖道通畅无阻。男性输精管道必须通畅，精子才能通过正常性生活排出而进入女性生殖道与卵子结合。女性的生殖道也必须通畅，这样性交时进入阴道内的精子可以毫无阻挡地通过宫颈、子宫，到达输卵管与卵子相遇受精。受精卵也可以顺利地进入宫腔。如果输卵管发生了堵塞，精子与卵子也就失去了结合的机会，所以输卵管一旦堵塞，就完全失去了自然受孕的机会。⑤子宫内环境必须适合受精卵着床和发育。子宫内膜不适合受精卵着床和继续发育，也不可能怀孕。

总之，优良的"种子"、肥沃的"土壤"和适合的时间是受孕的必备条件。正常生理情况下夫妇同居，未采取避孕措施，每个月受孕的机会为20%，半年怀孕的机会为 70%，一年怀孕的机会为 80%。如果未采取避孕措施而不孕超过一年，应到医院检查。

3. 怀孕前应做的检查　生育一个健康活泼、聪明伶俐的孩子，是每个准爸爸、准妈妈的心愿，但如何才能达到这个目的呢？建议准爸爸和准妈妈在准备怀孕前做一个全面的检查。

（1）孕前检查的必要性：很多人都有这样的想法，自己在单位每年都进行体检，身体很正常，还用得着再重复地做孕前检查吗？专家认为，一般的体检并不能代替孕前检查。因为体检的项目如肝功能、肾功能、血常规、尿常规、心电图等，都是最基本的身体检查，但孕前检查主要检测对象是生殖器官，以及与之相关的免疫系统、遗传病等。特别在婚检已不是必检项目的今天，孕前检查能帮助你孕育一个健康的宝宝。

我国每年新生儿出生缺陷率加上 0～14 岁期间出现的先天残疾率共为

4%~6%。这就意味着我国每年新增先天残疾儿童80万~120万。我国平均每20分钟就要出生1个先天愚型儿，每6分钟将出生1个神经管畸形儿。

如果家族中有明显的遗传病人，人们在生育小孩时就会注意这方面的检查，自觉地向医生咨询。然而有的父母跟正常人的表现一样，却是某种遗传病基因的携带者，虽然自身没有发病，但很有可能将这一遗传病传给他们下一代。例如，白化病的患儿，他的父母表现同常人一样，但是孩子却表现出皮肤发白、毛发淡黄和智力发育障碍等。目前还没有很好的手段可以根治遗传病。所以遗传病重在预防，我们要采取各种检查手段，杜绝遗传病患儿的出生。

（2）哪些人更要注意做孕前检查：①未做过婚检的夫妇；②夫妇双方或一方有遗传病史、慢性疾病、传染病；③女方年龄≥30岁；④有不良产史，如习惯性流产、死胎、死产、智力低下儿；⑤未接种过乙肝疫苗的夫妇；⑥夫妇双方工作生活中接触不良因素，如接触放射性物质、化学农药、有害环境等；⑦夫妇双方或一方不良生活习惯，如长期吸烟、酗酒、药物成瘾、偏食等；⑧饲养宠物的人。

（3）孕前检查内容：①性保健指导，包括一些性知识的讲解、性卫生教育、性功能障碍的病因学检查等。②孕前查体，主要发现是否有生殖器官炎症、生殖器官肿瘤、生殖器官畸形，第二性特征是否发育正常等，以便进行及时矫治。③优生指导，优生主要与遗传及环境两大因素有关。而环境污染的因素主要有三大方面：一是物理因素如放射线、高温、噪声、电磁辐射；二是化学因素，如铅、汞、砷、苯、农药、烟、酒等；三是生物因素，如风疹病毒、弓形体、单纯疱疹病毒、流感病毒等，可通过胎盘危害胎儿，引起死胎、早产、胎儿宫内发育迟缓、智力障碍和畸形等。医生通过了解病人的工作生活环境及家族史，给病人提供有针对性的优生指导，并对有遗传病家族史的病人做出风险估计。④不良生育史的病因学检查：对以前有自然流产、葡萄胎、死胎、畸胎、早产、产后婴儿不明原因夭亡的病人，可进行精液检查、病原体检测、内分泌检查、染色体检查、生殖免疫等方面检查。对不同病情进行诊治、预防，为下次妊娠防止出生缺陷做好准备。当你计划妊娠时，切记要到医院做一次孕前检查与指导。

（4）孕前检查时间：孕前检查最好在怀孕前 3 ~ 6 个月。男性精液检查在同房后 2 ~ 7 天内，最好早点检查，如有异常可及时治疗；女性一般月经干净后的一周以内就可以了，这一周内最好不要同房。

（5）女性孕前检查：孕前检查项目除一般体格检查外，通常还包括以下内容。

血常规检查：可以了解女性的血红蛋白数值、白细胞数量、有无潜在感染，以及是否患有贫血。如果女性患有严重贫血，孕期可能出现铁的供给量不足，影响胎宝宝的发育，而且不利于产后恢复；通过血小板的数值，可以了解凝血机能，以及是否有血液系统或免疫系统疾病；红细胞的体积（MCV）及脆性检查，有助于发现地中海贫血携带者（我国南方比较常见）；血型的检测有助于发现新生儿溶血。如果妻子是 O 型血（Rh 阴性），丈夫是 A、B 或 AB 型血（Rh 阳性），则可能出现新生儿溶血。

尿常规检查：有助于肾脏疾患的早期诊断。怀孕会加重肾脏的负担，严重的可能出现肾衰竭，并增加高血压疾病的风险，而且病情会随着孕期的继续而加重，引起流产、早产、胎儿宫内发育受限等，甚至必须终止妊娠；尿常规检查还能发现是否有泌尿系感染或糖尿病等问题。

妇科 B 超检查：了解子宫、卵巢发育情况，输卵管内是否有积水、肿物，是否有子宫畸形、子宫肌瘤及子宫腺肌症，卵巢内是否有肿物等。如果存在上述情况，需要在怀孕之前进行治疗。

心电图、胸部 X 线检查：对心脏和肺部进行疾病诊断。

病毒及弓形体筛查：此项检查主要针对危害胎儿的病毒包括风疹病毒、巨细胞病毒、柯萨奇病毒、疱疹病毒、EB 病毒、弓形体等。如果体检者养过猫、狗等宠物或与动物有过接触，在近期吃过半熟或生肉、生鱼、生菜，近期接触过风疹病人或皮肤出现过红斑、皮疹，或曾有输血、器官移植经历等，可以在咨询医生后进行此项检查。这些特殊的病原体有可能引起胎儿宫内感染，同时也是造成新生儿出生缺陷的重要原因之一。

此外，医生还会根据体检者需要进行其他细菌、病毒等筛查（如 B19、COX 病毒等）。如果检测没有发现麻疹抗体，医生会建议先接受麻疹疫苗注射再考虑怀孕。但要注意的是，风疹疫苗接种后三个月内不要怀孕，在这期间要记得做好避孕措施。对于弓形体，如果检测结果为 IgM（+），说明目前有感染，可先进行治疗，等到转阴，出现 IgG（保护抗体）后再怀孕。

性传播疾病检测：包括梅毒血清检查及艾滋病病毒检验。主要排除梅毒和艾滋病。如果这两项检查呈现阳性结果，必须进行临床治疗。

乙肝两对半检查，甲肝、丙肝抗体测定：如果你有乙肝或是乙肝抗原携带者，那么你的宝宝可以在出生后立刻注射免疫球蛋白进行保护；如果检测结果表明你既不是携带者也没有乙肝抗体，说明你是乙肝易感人群，即比别人更容易感染乙肝，为保险起见，最好在怀孕之前先接受乙肝疫苗预防注射。乙肝疫苗在孕期也可以注射，所以即使没有完成乙肝三次疫苗注射就怀孕了，仍可以继续补足剩下的免疫注射。

如果乙肝病毒 DNA（HBV-DNA）数值过高，说明血内乙肝病毒正在复制，病毒数量越多，传染性就越强，需要进行抗病毒治疗，降低 HBV-DNA 的数值，减少父母与胎儿之间垂直传播的风险。

白带检查：通过白带常规检查，可以筛查滴虫、真菌、支原体、衣原体感染和其他妇科疾病。如果发现问题，最好先彻底治疗后再怀孕，以免在怀孕后引起流产、早产。

子宫颈刮片检查：如果发现宫颈有重度炎症及癌变（如宫颈上皮内瘤样病变Ⅰ、Ⅱ、Ⅲ级）或宫颈癌，则需要先进行治疗，并向医生咨询并进行检查后再怀孕。

染色体检测：如果女方有过反复流产史，胎儿畸形史，女方或丈夫有遗传病家庭史，医生可能会安排双方进行一次染色体检测。染色体检测能预测生育染色体病后代的风险，及早发现遗传疾病及双方是否有影响生育的染色体异常，采取积极有效的干预措施。

性激素六项检查：如果女方有月经不调史，医生可能会安排其进行性激素六项的测定，包括促卵泡成熟激素、促黄体生成素、雌激素、孕激素、泌乳素、雄激素等六项性激素。通过检测结果了解其月经不调、不孕或流产的原因，进行相应指导。

（6）男性孕前检查：孕前检查并不只是女性的事，为了保险起见，男性也应该进行相应检查。医生除一般体格检查项目外，还会重点检查男性的精液和生殖系统疾病。

①男性孕前检查最重要的就是精液检查。平时体检一般不会检查精液，因此，更有必要让精子到医生处现现原形。通过精液检查，医生可以获知精子活力，是否少精或弱精，畸形率，死亡率，判断是否有前列腺炎等，并提出相应的建议，以及决定是否采用辅助生殖技术。②男性泌尿生殖系统的疾病对下一代的健康影响极大，因此这个隐私部位的检查必不可少。如果觉得自己的睾丸发育可能有问题，一定要先问一下父母亲，自己小时候是否患过睾丸炎，是否有过隐睾、睾丸外伤和手术，是否出现过睾丸疼痛肿胀、鞘膜积液、腹股沟斜疝、尿道流脓等情况，将这些信息提供给医生，并仔细咨询。③有些人几年内没有进行体格检查或者没做过婚检，那么肝炎、梅毒、艾滋病等传染病检查也是很必要的。④医生还会详细询问体检者及其家人以往的健康状况，曾患过何种疾病，如何治疗等情况，特别重点询问精神病、遗传病史，必要时还要求体检者检查染色体、血型等。

另外，男性需要警惕以下这些不健康习惯对胎儿的影响。

"饭后一支烟，胜似活神仙"。男性在享受吸烟的快乐时却不知道这是一个对今后的宝宝无声而残忍的杀手。烟草中的有害成分通过血液循环可以进入生殖系统而直接或间接发生毒性作用。对准爸爸而言，吸烟不仅会影响到受孕的成功率，而且也会严重影响受精卵和胚胎的质量。另外长期大量吸烟更容易发生性功能障碍，也间接地降低了生育力。如果说禁烟对人们来说只是一种号召，那么对准爸爸来说则是一道命令，在准备怀孕前至少要提前三个月到半年开始戒烟。

酗酒可造成机体乙醇中毒，影响生殖系统，使精子数量减少，活力降低，畸形精子、死精子的比例升高，从而影响受孕和胚胎发育。故准爸爸不要铤而走险，还是少饮酒为好。

有些男性认为蒸蒸桑拿，洗得干净又解疲乏。殊不知，睾丸最怕高温了，精子最适合在 34～35 ℃ 环境中存活，而桑拿浴时温度可高达 70～80 ℃。因此，准爸爸不要刻意制造高温因素。

尽管在生儿育女方面女性要承担起更多的责任，但是生育必定离不开"男女搭配"。俗话说得好：没有女人，就没有全人类；可是没有老爷们，那也白费。

因此，除做孕前检查外，准爸爸还要重视生活有规律，劳逸结合，适当锻炼，避免熬夜。多吃鱼、虾、瘦肉、鸡蛋、大豆及其制品等富含蛋白质的食物；保证微量元素的摄入，特别是锌和硒，它们是精子生成过程中必备的养分和原料。一般来说锌普遍存在于牛奶等奶制品中，而黑豆、黑米等食物中含有大量的硒。此外绿色蔬菜中的维生素 C、维生素 E 等也利于精子发育，所以切不可挑食、偏食。心理上学会自我减压，保持平和的心态，压力过大、抑郁、焦虑都会影响男性内分泌从而影响受孕。

三、 孕期女性的身体特点

（一）　如何确定受孕

1. 怀孕的典型表现

（1）月经没来：平时月经周期规则，一旦月经过期 10 天或以上，应疑为怀孕。最好做一下怀孕测试。如果月经不规律或没有注意观察月经周期，在月经来之前发现有恶心、乳房胀痛及尿频等症状，则很可能已经怀孕。停经是女性可能怀孕的最早与最重要的征象。

（2）早孕反应：约半数女性在停经6周左右出现头晕、乏力、嗜睡、食欲缺乏、喜食酸物、厌恶油腻、恶心、晨起呕吐等，属于早孕反应，就是老百姓所说的"害喜"。每个人的早孕反应都不一样，有的人嗜睡，有的人怕冷，有的人闻到油味会觉得不舒服……症状轻者食欲下降，偶有恶心、呕吐；少数人症状明显，吃什么吐什么，不吃也吐，而且嗅觉特别灵敏，嗅到厌恶的气味也会引起呕吐。早孕反应是一种正常生理现象，不必过分紧张，通常对健康没什么影响，一般到怀孕中期会逐渐缓解，不需要药物治疗。

2. 如何诊断早孕　女性常因环境变化和精神上的刺激而引起停经或月经推迟，所以停经未必就是怀孕；哺乳期妇女月经虽未恢复，也可能引起怀孕；食欲改变、恶心、呕吐也可能是胃部疾病所致。所以说已婚妇女出现上述这些变化仅仅表示有早孕的可能，不一定是怀孕，还需要到医院进一步检查以明确诊断。

（1）基础体温测定：这是最简单易行的方法。每天早晨醒后卧床测量体温，这时的体温称为基础体温。一般排卵前体温在36.5℃以下，排卵后体温上升0.3～0.5℃。如卵子未能受精，则约一周后体温恢复正常；若已妊娠，则体温保持高水平。基础体温中的高温曲线现象持续18天以上，一般可以肯定早期妊娠。

（2）妊娠试验：①早孕试纸检测，女性怀孕第7天，尿液中就能测出一种特异性的激素——人绒毛膜促性腺激素（HCG），它的作用是帮助维持妊娠。将尿液滴在试纸的检测孔中，如果仅在试纸的对照区出现一条有色带（有的试纸显红色，有的试纸显蓝色），表示未受孕；如在检测区出现明显的色带，则表示阳性，说明发生妊娠。这种检测具有快速、方便、灵敏、特异性高的优点。但是女性出现停经不能仅靠一次早孕试纸自测来判断自己是否妊娠。最可靠的还是及时到医院进行全面检查，尤其是弱阳性者，以便尽早采取措施。②抽血化验，由医院检验科医生利用检测仪器对患者的血样标本进行检测，血中绒毛膜促性腺激素超出正常参考值的，说明发生妊娠。当然真正确诊还需要采用B型超声（B超）检查。

（3）B超检查：用B超诊断早孕是最正确可靠的方法。最早在妊娠第5周，也就是月经过期一周，在B型超声波屏上就可显示出子宫内有圆形的光环，又称妊娠环，环内的暗区为羊水。X线摄片不能用于诊断早孕。因为只有在妊娠18～20周以后，X线摄片才可见到胎儿骨骼阴影，而且早孕时X线会对胎儿造成损伤。

（二）　身体的变化悄然来临

妊娠期母体为了适应胎儿生长发育的需要，全身的系统、器官及组织都发生了一系列改变。分娩后妊娠期所引起的各种改变，也将于产后2～6周逐渐恢复。了解身体的正常变化，并注意在工作、学习、生活中适应这种改变；了解妊娠各期可能出现的异常情况，并及时处理，才能保障母体平安度过10个月孕期，产出一个健康的宝宝。

1. 生殖系统及乳房的变化

（1）子宫的变化：子宫是胎儿的宫殿，从开始怀孕到宝宝出生，子宫的变化最大。①宫腔容量逐渐增大，较怀孕前可增大1 000倍；子宫重量逐渐增加，较怀孕前可增加20～25倍。②子宫的形状由原来的倒梨形变

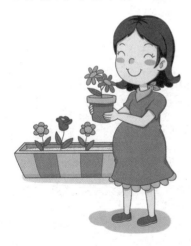

为圆球形及直椭圆形。③怀孕后期，子宫底部增大最为明显，子宫壁逐渐变薄。④子宫底高度也随着妊娠月份不断变化。妊娠12周前妊娠子宫位于盆腔内，妊娠12周以后才逐渐进入腹腔，子宫底开始能在下腹部、耻骨联合上缘处扪及，以后则逐渐升高。在妊娠20周末子宫底高度与脐平。子宫底高度的测量是产前检查的一个内容，用以评价胎儿的发育水平。

（2）阴道的变化：阴道是胎儿分娩的通道。怀孕期间阴道黏膜增厚、充血、水肿，子宫颈血管增多，分泌物增多、黏稠，堵塞宫颈口，有防止

细菌入侵子宫腔的作用。

（3）卵巢的变化：怀孕期间卵巢停止排卵。

（4）乳房的变化：怀孕早期乳房内血管增加和充盈，孕妇乳房刺痛、胀痛感觉明显。怀孕期间乳头及乳晕增大并颜色变深，乳头易勃起，为新生儿哺乳做准备。

2. 循环系统和血液系统的变化

（1）血容量：从孕 6 周起开始增加，至妊娠 32～34 周达高峰，约增加35%，维持此水平至分娩。血容量增加包括血浆及红细胞增加，血浆增加多于红细胞增加。

（2）血液成分：怀孕后骨髓不断产生红细胞，促使红细胞增加。但孕晚期容易出现缺铁，应在此期补充铁剂，以防贫血。

（3）循环：怀孕后母体循环血量增加，心脏负担加重。后期子宫增大，使横膈上升，可使心脏向左前方移位，大血管轻度扭曲。正常心脏具有代偿功能，故能胜任孕期的负担。但心脏病患者在妊娠、分娩或产后各期，均可出现不同程度的心功能代偿不全。受增大的子宫压迫，可出现下肢血液回流受阻，而致足踝及小腿水肿。少数患者可出现下肢或会阴部静脉曲张。血压一般无变化。

3. 消化系统的变化　早孕期常有食欲缺乏、恶心、呕吐、厌食等现象，数周后多消失。因胃肠道蠕动减弱，易引起胃肠胀气与便秘。妊娠后期子宫压迫直肠，可加重便秘，并可出现痔疮。

4. 泌尿系统的变化　怀孕期间，由于母子代谢产物的排泄增多，增加了肾脏负担，导致尿液增多。早孕增大的子宫及妊娠末期下降的胎头，可压迫膀胱而引起尿频。妊娠中期以后，输尿管蠕动减弱，同时容易受子宫的压迫，导致尿流迟缓，易引起泌尿系统感染。

5. 骨骼系统的变化　孕期因骨盆关节及椎骨间关节松弛，孕妇容易出现腰痛、会阴部疼痛、肢体疼痛不适等。

6. 皮肤的变化　皮肤常有色素沉着，在面部、脐下正中线、乳头、乳晕及外阴等处比较显著。皮脂腺及汗腺功能亢进，孕妇容易出现出汗多。腹壁、乳房、大腿侧面和臀部的皮肤可因弹力纤维断裂出现斑纹，称"妊娠纹"。新的妊娠纹为紫红色，见于初孕妇；陈旧性妊娠纹呈白色，多见于经产妇。除妊娠期外，这种斑纹在皮下脂肪沉积较快或皮肤过度伸展的情况下都可出现。

7. 体重的变化　早孕期因妊娠反应及食欲缺乏，体重可下降，随着月份的增长，胎儿的发育、体内水分的潴留、血液总量的增加，以及蛋白质和脂肪的储存等，孕妇体重逐渐增加。一般从妊娠第 5 个月开始，每周增加约 0.5 千克，到足月时共增加约 10 千克。如体重增加过快，应考虑有病理情况。

8. 矿物质和水代谢变化　孕期母体储存的铁供不应求，若不及时补充铁，易发生缺铁性贫血。胎儿骨骼及胎盘形成需较多的钙，在孕期末需补充钙及维生素 D。孕妇体内水分增加，潴留的水分在产后迅速以尿及汗液形式排出。

（三）　了解孕三个月内身体的异常

孕早期是胎儿各个器官发育的关键时期，对来自各方面的影响特别敏感，稍不注意，便会发生流产、新生儿畸形，给孕妇、家庭及社会带来损失。如何使胎儿平安地度过生命的头三个月，这对于胎儿本身的生存、健康都是一个严峻的考验。及时发现孕三个月内的身体异常是关键。

1. 孕三个月内常见症状

（1）恶心、呕吐：孕妇大部分在前三个月都难免有不同程度的恶心、呕吐，约半数孕妇在孕期中段会缓解。孕吐会影响食欲，所以在怀孕初期想吃什么就尽量吃，不必刻意多吃或少吃什么，保持心情愉快，情绪稳定，保证充足的睡眠即可。服用一些柠檬汁、山楂汁、土豆、饼干等食物对孕吐有改善作用。多数人到怀孕 12 周以后症状可自行消失，但有些人早孕反应时间比较长，直到 16～18 周才消失。对于那些吐得特别厉害、吃什么吐什么的孕妇，需要去医院治疗，必要时甚至住院输液治疗。

（2）疲倦嗜睡：怀孕初期，准妈妈容易感到疲倦，或没有兴趣做事情，提不起精神，常常想睡觉；或在一天工作后感觉疲惫，好像跑了一场马拉松比赛。这是早孕期的正常反应之一，怀孕三个月后会自然好转。在孕中期会感到精力充沛，孕后期疲劳感会更加明显。建议准妈妈想要休息的时候就尽量休息，不要勉强自己，同时保证充足的睡眠。

（3）频繁排尿：怀孕后不久，孕妇就会发现去厕所的次数频繁起来。为什么呢？因为逐渐增大的子宫压迫膀胱，另外，身体受激素的影响会释放更多的水分。这种症状开始于怀孕六周到三个月，并随着怀孕的进程和对膀胱施加的压力增加而继续加重。所以当体内积存一定程度的尿液时，便有尿意，可是排尿时尿液却似涓涓细流，排尿感不如未孕时畅快。同样的情形也发生在大肠，很容易产生便意。这种情形会持续三个月，到怀孕中期，子宫往上升到腹腔内，对于膀胱、大肠的压迫逐渐消失，尿频及便意也将同时缓解。到了怀孕末期，尿频现象会再度出现。感觉尿频时，准妈妈不妨多去几次厕所，尽量不要憋尿，以免引起泌尿系统疾病。如果在小便时出现疼痛或烧灼感等异常现象，要立即到医院寻求帮助。建议临睡前 1～2 小时不要喝水，可以减少起夜次数。

（4）乳房不适：从怀孕后几星期开始，准妈妈就会觉得乳房肿胀，甚至出现刺痛和瘙痒感，这种疼痛很像月经来之前乳房疼痛，偶尔压挤乳头还会挤出黏稠淡黄的初乳。这些都是做母亲的必然经历，初孕妇较明显，随着孕周的增加，这些不适感会显著降低。一般可以采用热敷、按摩等方式来缓解乳房的不适感，也可适当选择内衣（全棉乳罩）来减少不适；哺乳期的妇女如果受孕，乳汁常明显减少，乳头及周围皮肤颜色加深，乳晕周围有结节显现。

（5）常有饥饿感：很多准妈妈怀孕后总感觉饥饿。准妈妈的口味和食欲多少会起一些变化。在孕初期，许多准妈妈变得"爱吃"起来，这是正常的反应，想吃就吃，不要压抑自己的食欲。当然，食物最好以清淡、易消化为主。平时可随身带一些食物，饿的时候可以拿出来吃，少量多餐。

（6）阴道分泌物增多：有些女性在怀孕初期发现自己的阴道分泌物较往常多，要不要去医院求诊呢？怀孕初期，受激素影响，阴道分泌物增多是正常的现象。如果外阴不发痒，白带也无臭味，就不用担心。但如果出现外阴瘙痒、疼痛；白带呈黄色，有异味、臭味等症状时，就需要去医院就诊。如果放任不管，可能会影响胎儿的生长发育。平时须注意个人卫生，勤换内裤，保持内裤及会阴部清洁。

（7）下腹痛：下腹痛除了考虑流产、异位妊娠、膀胱炎、肠胃炎、子宫肌瘤等，两侧的腹痛有可能是胀大的子宫，拉扯两侧固定子宫位置的圆韧带所致，且特别容易发生在左侧。这种腹痛通常在某些姿势，如突然站立、弯腰、咳嗽及打喷嚏时出现，这种情况会在 2～3 周后消失。若下腹疼痛严重，或疼痛持续时间长、休息亦不能缓解时，须及时就医，以免贻误病情。

（8）阴道流血：有少数女性怀孕后在下次月经来潮的日期仍出现阴道流血现象，这是怎么回事？这是月经吗？女性怀孕以后不会再来月经，但有少数人在怀孕后会出现"妊娠月经"，这种现象发生在怀孕三个月以内，一般只出现 1 次，它的特点是流血少、颜色淡、天数短，与以往任何一次月经都不同。实际上这不是真正的月经。怀孕后出现"妊娠月经"的真正原因尚不清楚。怀孕早期出现的阴道流血也可能是先兆流产或异位妊娠，因此，已经肯定怀孕的女性如发现阴道流血，应及时去医院检查，以排除上述可能性。

（9）腰酸背痛：怀孕引起的腰酸背痛，主要因为子宫日益增大，腰部为了克服突出的腹部，会不自主地往后仰，造成局部肌肉拉扯。如果症状严重，应去骨科就诊，排除椎间盘突出的可能。

（10）头痛：头痛是最常见的。由于激素的作用，脑部血流发生改变，造成头痛。不过鼻窦炎、视力不良、感冒、睡眠不足等，都是可能引起头痛的原因。如果头痛持续，休息及使用药物后仍不能改善，须就医诊治。

2. 孕三个月内注意事项

（1）警惕宫外孕和流产：对孕妇来说，在怀孕初期最危险的事情莫过于宫外孕与流产，而发生这两种情况时孕妇都会出现腹痛、阴道流血。因此，孕妇一旦发现腹痛或阴道流血，须及时就医。孕初期普通的腹痛、腹泻，也有引起流产的可能，因此不能马虎，须就医治疗。

（2）预防胎儿畸形：怀孕的头三个月是胎儿神经系统发育的关键期，因此，为了避免胎儿发育异常，准妈妈应尽量避免各种不良因素，如烟、酒、有害化学物质、新装修的房屋、空气不流通的环境等，并且提高自己免疫力，免受病毒感染，更不要私自服用药物。

为了预防胎儿畸形，孕妇从孕早期开始（最好从计划怀孕开始）补充叶酸。也可多吃富含叶酸的食物，如红苋菜、菠菜、生菜、芦笋、豆类、酵母、动物肝脏及苹果、柑橘等。定期做产前检查，也是避免异常新生儿出生的积极手段。

（3）用药要慎重：如果孕妇在得知怀孕前，吃过孕妇禁用的药，应到医院咨询一下。一般来说，如果服药时尚为早期胚胎，还没有着床，对胎儿的影响不大。但如果服用的药量多，且服药时间长，或者是服用过抗病毒药物，对胎儿是有影响的，需要引起重视。

（4）合理补充营养：怀孕初期，早孕反应可能会影响准妈妈的胃口。在饮食上，一般不提倡大补营养，主要以自己的喜好为主，想吃什么就吃什么。呕吐比较厉害的孕妇，要注意吃一些清淡、容易消化的食物。进入孕中期后，孕吐反应消失，这时再补充营养也来得及。

（5）当心辐射：日常生活中，究竟哪些辐射会对胎儿造成影响，目前我们还难以说清，因此妇产科医生建议孕妇们穿防辐衣，看电视时离电视远些，使用微波炉时要走开，不要将手机挂在胸前。

（6）让自己休息好：在怀孕初期，准妈妈容易感到疲累，因此需要适当休息。过度劳累容易造成孕妇流产，尤其是高龄产妇及有过流产史、患有某些慢性疾病的孕妇，须格外注意休息，避免过于劳累，避免剧烈运动，避免情绪激动，让自己尽量保持良好的精神状态。

（7）性爱要节制：怀孕初期是胎儿最不稳定的时期，为了"稳住"胎儿，让胎儿安心在体内继续住下去，在刚怀孕的三个月里要尽量避免房事。尤其是高龄产妇及有过流产史的准妈妈，一定要暂时休止房事，以免影响到胎儿。

（8）初期产前检查：确诊怀孕后，准妈妈需到医院进行初次产前检查，并建立孕妇联系保健手册。产前诊断能排除一些主要的异常，最早在孕8周时就可以做。产前诊断中目前最常用的染色体检查方式是绒毛检查和外周血筛查。绒毛检查可能会对胎儿造成一定损伤，甚至导致流产。因此，一般大于35岁，生过不健康、不健全的孩子，家族里有遗传病史，服用过有害药物或曾感染病毒的孕妇才需要接受绒毛检查（上述孕妇在怀孕前应到医疗保健机构进行遗传咨询）；一般孕妇只做外周血筛查。如果在检查中发现孩子可能有异常，那么就需要在孕 16～20 周时做羊膜腔穿刺，做进一步确诊。

（四） 孕中期身体需要什么

孕中期是整个怀孕过程中相对舒适的时期。随着腹中胎儿一天天长大，孕早期最常见的妊娠反应渐渐消失，准妈妈的食欲开始增加，情绪好转，精神也逐渐振奋，腹部隆起并不突出，身体活动尚且自由。要充分利用此期，纠正早孕呕

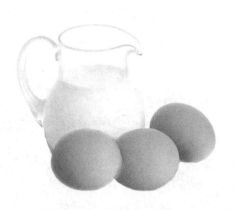

吐期造成的水、电解质紊乱，弥补早期营养的丢失。可结合自身具体情况，与营养专业人员配合，定期做营养监测和评价，根据胎儿生长发育的需要，及时补充所需营养素，给母亲和宝宝最好的呵护。

此期胎儿生长发育增快，特别是脑的发育，不仅重量增加，而且脑细

胞的数量开始迅速增加，所以需要增加有利于大脑发育的营养物质如磷脂和胆固醇等脂类。胎儿开始形成循环功能、肝功能、肾功能等，各系统功能的加强，使母体需求和消耗增加。从孕中期开始，母体内就要逐渐储存一定量的能量、蛋白质、脂肪、钙、铁等营养素。所以适时、适量的营养补充成为必须。

1. 补充原则　孕中期应缺什么补什么，缺多少补多少，既要注意营养不良，又要防止营养过剩，切忌盲目乱补，以免营养不均衡，或导致孕期过胖，产后减肥困难。

2. 如何补充　由于胎儿生长发育迅速，对各种营养物质的需求会相应增加，所以孕中期的准妈妈需要补充丰富的营养，如蛋白质、维生素、碳水化合物、矿物质等。因此必须适量增加这些物质的摄入，多吃一些蛋类、奶类制品、肉类、五谷杂粮、蔬菜及水果，以保证胎儿发育。

（1）增加热能：由于孕中期对糖的利用增加，应在孕前基础上增加能量，每天主食摄入量应达到或高于 400 克，并且精细粮与粗杂粮搭配食用。

（2）保证优质足量的蛋白质：为了满足母体和胎儿组织增长的需要，并为分娩消耗及产后乳汁分泌进行适当储备，应增加蛋白质摄入量，并且注意动物蛋白质占全部蛋白质的一半以上。因此，建议准妈妈多吃肉类、牛奶、豆腐、鸡蛋等食物。

（3）供给适宜的脂肪：脂肪存积为分娩和产后哺乳做必要的能量贮存。准妈妈应适当增加植物油的量，也可适当选食花生仁、核桃、芝麻等含必需脂肪酸含量较高的食物。

（4）摄入足够的维生素：孕中期对叶酸、维生素 B_1、维生素 B_6、维生素 C 以及其他 B 族维生素的需要量增加，应增加这些维生素的摄入。这要求孕中期选食米、面并搭配杂粮，保证准妈妈摄入足够的营养。北方日照时间短的地区会有部分准妈妈缺乏维生素 D，应注意多吃海水鱼、动物肝脏及蛋黄等富含维生素 D 的食物。

（5）注意补充微量元素：准妈妈从孕中期开始加速钙的吸收和体内钙的贮存，如果准妈妈得不到充足的钙，血钙降低，可出现小腿抽筋，严重时准妈妈出现骨质疏松、骨质软化，也会使孩子患先天性佝偻病。因此，准妈妈补钙非常重要。正常成人每天钙的供给量为800毫克，孕中期钙的供给量要比孕前增加200毫克，每天应摄入1 000毫克。所以孕中期准妈妈应多吃含钙丰富的食物，补充奶类及奶制品、豆制品、鱼、虾等食物。

钙补充的过程中应注意：一是摄取含钙量丰富的食品，牛奶是钙最好的食物来源，还有奶制品、海产品、大豆、豆制品、深绿色的叶菜等。每天保证喝两袋牛奶或牛奶、豆浆各一袋。二是增加户外活动，接受紫外线的照射，使体内产生促进钙吸收的维生素D。三是适当增加运动，可通过骨骼肌的运动使钙沉积在骨骼上，有利于钙被机体利用。可在阳光明媚的大路上散步，每天坚持30～40分钟。

摄入足量锌也是同样重要。如果没有充足的锌，胎儿骨骼的生长会受到影响，造成胎儿宫内发育迟缓、胎儿的免疫力下降。中国营养学会建议准妈妈每天摄入锌20毫克。因此，准妈妈应多食牡蛎、肉类、动物肝脏、蛋类、海产品等含锌较丰富的食物。孕中期对碘的需要量增加了，所以也应多吃含碘的食物，及时补充各种海产品，如海带、紫菜。

据调查，我国准妈妈缺铁的现象较为普遍，贫血患病率约为30%。如果准妈妈缺铁，可使胎儿体内铁贮存减少，出生后易患缺铁性贫血。中国营养学会建议孕中期的准妈妈每天摄入铁25毫克。所以准妈妈应当多吃含铁丰富的食物，补充动物血液、肉类、肝脏等富有血红素和铁的食品，以及如菠菜这样含丰富铁的蔬菜，同时补充维生素C以利于铁的吸收。除此以外，可在医生的指导下补充铁剂。

3. 孕中期的膳食安排

（1）膳食构成和量：每天应有谷类主食350～500克，如米、面、玉米、小米等；动物性食物 100～150克，如牛、羊、猪、鸡、鱼肉、蛋等；动物内脏50克，每周至少1～2次；水果100～200克；蔬菜500～

750 克；奶及其制品 250 ~ 500 克；豆及其制品 50 克，如豆腐、豆浆、红小豆、绿豆、黄豆等；油脂类 25 克，如烹调油等。

（2）注意粗细粮和荤素的搭配：长期吃精白米和精白面食品易导致人体缺乏 B 族维生素，而粗粮中含有丰富的 B 族维生素，可以相互弥补，使营养摄入更全面。荤菜可以提供胎儿生长发育所需要的蛋白质、脂肪等营养素，但缺乏素菜中的维生素和膳食纤维，故应荤素搭配。

（3）餐次安排：随着胎儿的增长，准妈妈腹部胀大，胃受到挤压，胃容量减少，因此，应选择体积小、营养价值高的食品，要少食多餐，可将全天所需食品分 5 ~ 6 餐进食，在两个正餐之间安排加餐，补充孕期营养。

（4）分配比例：早餐热能占全天总热能的 30%，要吃得好；午餐热能占全天总热能的 40%，要吃得饱；晚餐热能占全天总热能的 30%，要吃得少。

（五） 孕后期的身心变化

1. 身体不适

（1）耻骨联合处疼痛：进入怀孕中晚期，有些准妈妈会感到下腹部的耻骨牵拉感疼痛，在上楼梯时痛感更明显。这是因为胎儿日益增大，准妈妈的耻骨间隙增宽。孕妇分娩后耻骨增宽的间隙逐渐恢复原来的位置。这种疼痛一般是可以忍受的。如果准妈妈本身有大幅度的耻骨错缝，在分离时可导致韧带拉伤、水肿，这时，准妈妈就必须卧床休息。为了预防或减轻耻骨联合疼痛，准妈妈需要：①重视孕期检查，定期了解耻骨分离的具体情况；②经常进行适宜的伸展大腿运动，增强肌肉与韧带的张力和耐受力；③注意适当休息；④当妊娠晚期耻骨分离较大时，应适当减少活动。

（2）外阴部疼痛：有些准妈妈在妊娠中晚期会感觉外阴部肿胀，局部皮肤发红，行走时外阴剧烈疼痛。这种现象临床上称为"外阴部静脉曲张"。预防的方法：避免妊娠后期长时间站立；避免穿过紧裤子和鞋袜；不要接近热源或用过热的水洗浴。如果已经发生外阴静脉曲张现象，可进行局部冷敷，或以冷开水坐浴，使曲张静脉血管收缩；局部涂抹氧化锌软膏，再撒一些爽身粉，也有助于曲张静脉血管收缩。

（3）坐骨神经痛：随着胎儿的发育，胎儿的重量会给准妈妈的背部增加压力，并且挤压坐骨神经，使准妈妈在腰以下到腿的部位产生强烈刺痛。改善方法主要有：①日常生活中注意选择自己舒适的体位和睡眠姿势，可以减轻这种疼痛；②睡觉时左侧卧，并在两腿膝盖间夹放一个枕头，以增加流向子宫的血液；③白天不要以同一种姿势站着或坐着超过半小时；④尽量不要举重物过头顶；⑤游泳可以减轻坐骨神经的压力。

（4）腰痛：妊娠晚期，准妈妈为保持重心平衡必须将肩部及头部向后仰，形成一种孕妇特有的挺胸凸肚姿态。这种姿态容易造成腰部脊柱过度前凸弯曲，从而引起脊柱痛。这种腰痛是正常生理现象，没有危险性，只要适当注意休息，避免长时间站立或步行即可。然而有一种腰痛必须引起重视，它主要表现为右下腹部疼痛，并向右大腿放射，同时伴有尿频、尿急等症状，这是"卵巢静脉综合征"的表现。一旦出现这些症状，应及早去医院诊治。

（5）牙龈肿痛：随着孕周的增加，受大量雌激素影响，准妈妈的齿龈变得肥厚，易患齿龈炎，并有出血、疼痛。所以应注意口腔清洁卫生，刷牙时要选用有柔软刷毛的牙刷。

（6）临产时的宫缩痛：临产时准妈妈的下腹部会产生轻微胀痛，这时准妈妈不必紧张，要开始做好待产准备。当产生有规律并逐渐加强的宫缩痛时，准妈妈应到医院待产，迎接宝宝的安全降临！

（7）痔疮疼痛：准妈妈容易得痔疮，尤其妊娠晚期，便秘、痔疮的程度可能会加重。为防止便秘，建议准妈妈多喝水，多吃富含纤维质的食物（如水果、蔬菜和全麦面包）。如果发生了便秘，请医生开一些轻泻剂。如果痔疮有灼热的疼痛感，而且发痒，请医生开一些医用按摩乳，涂抹于疼痛的部位。

（8）需要重视的疼痛：以上各种疼痛是准妈妈可能会经历的正常现象，然而有一些孕期疼痛需要给予重视。①曾经有子宫肌瘤病史的准妈妈，突觉下腹部特别是肌瘤部位疼痛明显并伴有发热，很有可能是子宫肌瘤变性，应立即到医院就诊；②如果在孕期特别是孕晚期出现右上腹疼痛向右肩部放射、腰部疼痛、腹部疼痛，并同时伴有发热、恶心、呕吐、腹泻，以及排气、排便异常等消化道症状，很可能是合并外科疾患，如胆绞痛、肾绞痛、阑尾炎、肠梗阻等，也应立即到医院检查、治疗。③无论是怎样的疼痛，只要伴有阴道流血、流液，发热，呕吐，严重头痛，晕厥，胎动减少或消失等症状，就须赶快就医！

2. 孕晚期心理变化特点　随着子宫一天天增大，准妈妈的身体越来越笨重，行动不便、胃部不适、呼吸困难、腰腿疼痛等都相继出现，分娩日期一天天迫近，心理压力也开始加重，对分娩既兴奋又恐惧，特别是临近预产期，对分娩的恐惧、焦虑或不安加重，常常会担心分娩时忍受不了疼痛，担心分娩有生命危险，或者担心宝宝是否正常，能不能顺利生出，以及担心会突然分娩，来不及到医院，从而造成情绪不稳定。

消除对分娩顾虑最好的办法有：在孕期了解分娩的全过程及可能出现的各种情况，了解分娩时应怎样与医生配合，怎样进行减轻产痛的分娩训练，这对减轻心理压力大有帮助。做好入院准备：把入院分娩的所有物品（包括自己和宝宝的），都提前放在一个手提包里，以便随时很方便地拎起来就走。提前将家中琐事安排妥当，并向家人交代重要物品存放等事宜。丈夫在分娩临近时最好不要外出，可使孕妇心里更踏实。当自己感到内心焦虑紧张时，可通过向丈夫喋喋不休进行宣泄，也可做适宜的散步运动，或进行语言暗示，如"我的骨盆较宽，生宝宝没什么问题"等，来放松情绪，减轻对分娩的恐惧。

3. 孕晚期的生活建议

（1）可以进行适当运动，如散步等，但不要过劳；可做一些轻松的家务，但避免拿沉重的物件；在捡地面或低处东西时，应蹲下捡而非弯腰；禁止做大动作如追赶、拥挤、登高；外出最好要有人陪伴，避免独自长时间外出，如万不得已独自外出，需事先告知家人或留纸条通知家人，以应对突然临产。

（2）准备母乳喂养者，应在怀孕 7～8 个月开始做乳房护理，如沐浴时用毛巾擦洗乳头，可防止日后因婴儿吸吮而引起破裂；但要避免长时间刺激乳头，以免诱发宫缩，引起早产。

（3）从受孕至 16 周避免进行性生活，以免发生流产；怀孕 34 周以后也严禁性生活，防止发生早产。孕期进行性生活不可过于频繁，若出现并发症，如产前出血等，应立即禁止性生活，尽快就医。

四、 准妈妈要做的心理准备

（一） 你做好当妈妈的准备了吗

从少女到妻子再到成为母亲，这是女性一生中所要经历的过程。每个成年女性都渴望孕育一个健康活泼的宝宝，但是孕育小生命是一个漫长而又艰辛的过程，面对漫长的 10 个月，准妈妈需要的更是耐心和毅力，并做好相应的心理准备。

1. 认识责任与义务 从少女到母亲，准妈妈要意识到自己对宝宝的责任，从准备怀孕开始就要为宝宝的健康考虑，在怀孕期间和分娩后，也需要调整生活的重心，用自己的爱为孩子撑起一片健康的天空。

2. 保持乐观稳定的情绪状态 怀孕会使女人在体形、情绪、饮食、生活习惯、对丈夫的依赖性等诸多方面发生变化，这些变化让女人面对身体外形变化、身体不适等问题。但不要把生产想得那么可怕，不必为此背上思想包袱。在怀孕过程中，孕妇要尽量放松自己的心态，及时调整和转移不良情绪，调整方法如夫妻谈心，给胎儿唱歌、跟胎儿对话等。

3. 接受二人世界的变化 小生命的诞生会使夫妻从二人世界变为三人世界，孩子不仅占据了父母的生活空间，而且占据了夫妻各自在对方心中的空间。这种心理变化往往使年轻的夫妇难以适应。因此，夫妻双方都要调整心态，转变角色，担负起做父母的责任。

4. 要学习和掌握孕育知识 学习一些孕育知识，了解怀孕及妊娠过程中出现的一些生理现象，若有这些现象出现，能够正确对待，避免不必要的紧张和恐慌。部分孕妇由于缺乏医疗保健知识，对妊娠及分娩感到不安或恐惧，怕痛、怕手术、怕难产等，容易出现烦躁、易激动、失眠、食欲差等症状，很不利于母体和胎儿的身心健康。因此，女性要加强自我保健，注意孕前调整好身心状态，做好充分的心理准备。

5. 树立生男生女都一样的观念　在农村，面对社会舆论的压力，哪怕没有来自家庭直接的压力，女性也会自觉不自觉地为孩子的性别担心。这样的顾虑对优生不利。如果能有生男生女都一样的思想准备，女性就可放松，不再有思想包袱，对优生则大有好处。

（二）　你对宝宝的性别有期待吗

从得知怀孕的那一刻起，你是不是就已经开始猜想宝宝的性别了？当周围不断有热心的亲戚朋友来问你"是男孩还是女孩呀"，帮你用民间土法预测胎儿性别的时候，你是不是特别想知道宝宝的性别？生男生女，你在不在意？究竟是男宝宝好还是女宝宝好？每个人心里都会有一杆秤。这个问题也不可能有绝对的回答。其实生男生女由不得自己，怀胎十月，无论男女都是父母的心头肉，都是一家之宝。想象着精子和卵子邂逅的神秘瞬间，想象着肚子里的宝宝慢慢长大。父母与孩子的情感时刻都是紧密相连的，从怀孕的那一刻起，两人的生命中多了又一个至亲，孩子是爱的结晶，与性别无关。我们能做的，是感谢上天赐给了我们一个健康的宝宝，然后尽职尽责地把他（她）抚养长大。

1. 辨别民间关于性别的说法　民间流传的许多判断胎儿性别的说法，老辈人传下来一些所谓的"经验之谈"，比如"酸儿辣女"，比如"下怀男，上怀女"，听起来十分有趣，你会相信吗？这些说法究竟有没有科学依据，事实的真相又是什么呢？我们来一一解析吧。

说法 1：胎儿心率低于 140 次/分，说明怀的是男孩；高于 140 次/分则是女孩。

事实真相：女孩心率比男孩高，这只出现在刚出生时，胎儿时期的心率则没有任何差别。心率的快慢是随胎龄的不同而变化的。在约孕 5 周时，胎儿的心率与妈妈的心率接近，即 80 ~ 85 次/分。到孕 9 周时，胎儿心率逐渐加快至 170 ~ 200 次/分，孕 9 周后到孕中期这段时间内又逐渐减慢至 120 ~ 160 次/分。

说法 2：孕妇乳头发黑说明怀的是男孩。

事实真相：乳头颜色受到体内激素的影响，孕期体内黄体酮和刺激黑色素细胞的激素水平增加，导致体表某些原本发黑的部位更黑，当生完孩子后就会很快恢复，这种现象与胎儿性别毫无关系。

说法 3：孕妇"下怀（下腹大）"说明怀的是男孩，"上怀（上腹大）"说明怀的是女孩。

事实真相：如果孕妇上身短，胎儿发育的空间只能向外延伸，所以腹部会显得很大。反之孕妇上身长，可为胎儿发育提供足够的空间，腹部就无须向外凸出。当孕妇怀过一次孕以后，腹部肌肉松弛，再次怀胎自然也就"下垂"了。

说法 4：孕妇做不同的梦代表宝宝的性别。很多人说，梦见龙、虎、蛇、乌龟、栗子等表明是男孩；梦见红辣椒、水果、花草、蝴蝶等说明是女孩子。

事实真相：所谓"日有所思，夜有所梦"，胎梦也不会例外。胎儿性别和梦境是没有任何关系的。

说法 5：孕妇喜欢吃酸性食物还是碱性食物与预示生男或生女。

事实真相：有人仅凭味道来确定食物是酸性还是碱性，这本身就是一种错误认识。通过孕妇的饮食喜好来判断胎儿性别是不科学的。

说法 6：早上"害喜"会生女孩。

事实真相：针对 5 900 位因为怀孕初期严重害喜而入院的孕妇进行调查，结果发现，这些孕妇生下女宝宝的比例是 56%、男宝宝是 44%，并没有明显的差别。

说法 7：神医开生男生女的秘方。

事实真相：生男生女是染色体决定的，母体中的卵子都是带 X 染色体的，而精子中是含有 X 或 Y 的染色体，如果进入卵子的精子是带 X 染色体的，就是女孩；如果进入卵子的精子是带 Y 染色体的，就是男孩。所以说生男还是生女其实是由父亲决定的。并且孕妇一怀孕，胎儿的性别就决定了，哪是可以随意改变的？这完全有违科学。

说法 8：肚形圆说明怀的是女孩，肚形尖说明怀的是男孩。

事实真相：肚形是圆是尖，与准妈妈本身的身体条件有着很大的关系，与胎儿的性别是没有关系的。每个人的体型不同，脂肪层厚度有差异，骨盆形态也不同。相对来说比较胖的人在怀孕时，肚形就会看起来比较圆，相反，较瘦小的人怀孕时，肚形就会呈尖状。

说法 9：胎动在左边说明怀的是男孩，在右边说明怀的是女孩。

事实真相：胎动位置的改变可以有多种情况。很多准妈妈都会遇见这种情况，上次胎动在左边，这次胎动在右边，这不是胎儿性别改变了，而只是胎动位置的改变。胎儿可能正在变换姿势，或因准妈妈的坐姿或站姿令他（她）感到不适而移动，也可能因为准妈妈的情绪反应而移动。

说法 10：B 超单显示在怀孕两个月前的孕囊为长形说明怀的是男孩，为圆形说明怀的是女孩。

事实真相：准妈妈的孕囊与胎儿性别没有关系。孕囊的形状由子宫张力和含羊水量决定的，会自行改变形状。怀孕天数不同，看到的孕囊也可能不一样。另外，每次 B 超探头的方向不同，从不同的角度看孕囊的形状也是不一样的。

说法 11：中医把脉（左脉旺说明怀的是男孩，右脉旺说明怀的是女孩）。

事实真相：中医讲究的是望、闻、问、切，这四者缺一不可，其中的切就是把脉，从脉上判断胎儿性别的可能性不大。目前尚无公开刊物发表过"把脉能判断胎儿性别"成果的论文。

说法 12：怀孕后准妈妈变丑说明怀的是男孩，变漂亮说明怀的是女孩。观察孕妇容貌与皮肤的变化，如果孕妇的容貌变得漂亮，皮肤变得光滑，可能生女孩；反之容貌变丑、皮肤变得粗糙，甚至脸上长满青春痘，则可能生男孩。

事实真相：这种说法很多人相信，但事实证明可信度不高。

另外还有一些准爸妈们屡试不厌的法子，其准确性跟以上 12 个说法大同小异，实际上都不具科学性。

说法 1：清宫表推测是男就生男，是女就生女。

说法 2：准妈妈早孕反应不重生男，准妈妈早孕反应重生女。

说法 3：胎动早生男（16 周以内出现胎动），胎动晚生女。

说法 4：准妈妈肚脐凸出生男，不凸出生女。

说法 5：怀孕后准妈妈性欲变强生男，性欲没变化或变弱生女。

说法 6：怀孕期准妈妈勤劳、精神状态好的生男，懒惰、精神状态差的生女。

说法 7：准妈妈尿检早期和后期偏碱性（pH 值大于 6.5）的生男，偏酸性（pH 值小于 6）的生女。

说法 8：孕后期从背后看准妈妈，准妈妈走动身体轻盈、行动灵活生男，身体笨重，行动迟缓生女。

说法 9：将两滴医用乙醇滴入准妈妈清晨的第一次小便中，变红者为男，无变化为女。

通过了解这些不科学的观点，准妈妈终于可以松一口气了，原来流传的这些"经验"都是不可靠的。那么到底有没有在孕期鉴定胎儿性别的可靠方法呢？

2. 科学预测胎儿性别的方法

（1）B 超检查：一般在妊娠 5 个月后用此方法。超声波是一种声波，到目前为止的报告显示，它对胎儿没有不良影响，因此在妇产科使用非常普遍。利用超声波显示出胎儿的外生殖器诊断胎儿性别时，男婴的准确度可达 95% 以上，女婴的准确度则只有 85% 左右。

（2）羊水细胞性染色体检查：羊膜穿刺术主要是为了诊断胎儿是否有染色体或神经管的缺陷，在妊娠 16～20 周时实施。由于可以得知胎儿的染色体，因此也可知道胎儿的性别。其准确度可达 99%，但有 1% 的流产概率。

（3）绒毛细胞性染色体检查：在妊娠两个月内实施"绒毛采检术"，主要目的和羊膜穿刺术一样，是为了诊断胎儿的染色体是否正常，也可诊断胎儿的性别，准确率可达 98%。利用绒毛采检术虽然在怀孕 10 周左右即能判断胎儿的性别，但它可能造成流产（发生率达 3%～5%），还可能伤害胎儿，造成其肢体的残缺。

（4）孕妇外周血基因分析：由于胎儿的血细胞也会混入母体外周血中，通过检查孕妇外周血的淋巴细胞性染色体或中性粒细胞的鼓槌体出现的频率可判断胎儿性别。

目前在我国进行非医学需要的胎儿性别鉴定还是被明令禁止的，妇产科医生在妊娠期进行胎儿性别预测，不是为了挑选男孩，而是用于预防和控制某些与性别有关的遗传病扩散。如临床上常见的血友病，根据其发病规律，携带致病基因的女性与正常男性婚配，其所生育的男性中有一半可能为血友病患儿，故经胎儿性别预测后，最好将男胎流产，保留女胎；如果正常女性与携带致病基因的男性婚配，其所生育的男孩均为正常，女孩为携带者，最好将女胎流产。

人们幻想中的天使总是带着一双翅膀飞舞在上帝的花园中，他们的私处被一双蜷起的小胖腿遮住，似乎是要保守性别这一秘密，但根本没有人会在乎他们的性别，因为人们对天使的爱是无条件的。那么人们为什么要在乎自己孩子的性别？是否人们内心还残存着"男尊女卑"的念头？医学的发展，为人类点燃了人们希望的火种。但我们还是应该更尊重一个新的生命，更享受一个受精卵渐渐发育成一个生命体，并且在母体内成长发育的奇妙过程。请准爸爸、准妈妈们怀揣 9 个月的好奇，等待上天揭晓这个最被期待和祝福的答案吧！

第二节

体质和未病防治

准妈妈要想有个健康的身体，生个健康的宝宝，还需要了解自己的体质，根据自己的体质调养身体、远离疾病。人们常说的某某人体质差，容易生病，这个"体质"指的是身体抵抗能力。如果抗病能力强，机体不容易得病；抗病能力弱，机体就容易患病，并且病不容易很快治愈。在中医看来，体质反映的是身体的基础，如阴阳平衡状态、气血盈亏状况等。人和人之间存在着体质差别，日常生活中一些人喜欢过夏天而不喜欢过冬天，而另外一些人则相反；有的人酒量惊人，有的人则很容易醉酒，甚至有的人对乙醇过敏等。这些都与体质有关。

一、 看看你是哪种体质

（一） 女性的体质特点是什么

男女有别，无论从身体结构、生理功能还是心理状态，女性的身心都有自身特点。

1. 身体结构特点 出生时外形、生殖器官的差异就决定了男女的性别；儿童时期，男孩和女孩外形差别不大，但进入青春期后，女生和男生外形有了明显差异。女生出现乳房的发育，皮肤变得细腻柔软，声音细柔，身材苗条等，这些都有别于男生喉结发育、声音粗大浑厚、肌肉坚实丰满、身体高大魁梧的形象。

2. 生理功能特点　《黄帝内经》中详细记载了女性从孩童时期到进入更年期漫长过程中身体内气血、经络、脏腑的变化。女子在十四岁左右进入青春期，内生殖器官逐渐成熟，沉睡的生殖能力开始苏醒，卵巢具备排卵的功能，有了第一次月经的出现；进入青壮年时期，身体内气血隆盛到极点，经历生育和哺乳时期，完成了从女孩到母亲的转变。随着生活的磨砺、年龄的增长，身体从生理的隆盛时期转入衰退期，面容逐渐衰老，身体逐渐出现肾气不足，气血亏虚，直至到更年期的断经，标志着生殖器官的功能趋向结束。在女性一生中，经历的"经带胎产"是特有的生理特点。

3. 心理特点　俗话说"大男人，小女人"。小女人的"小"也表现在性格内向、多愁善感、情感细腻收敛、做事优柔寡断、常计较生活小事、心胸狭窄、容易产生抑郁和压抑。很多时候女性不善于表露自己的内心世界而产生压抑情绪，从而容易形成气滞或血瘀体质。

4. 阴阳特点　简单地说男为阳，女为阴。男性常被赞誉有阳刚之气，女性则被形容有阴柔之美。阴阳的含义非常广泛，阴代表寒凉、静止、安静、抑制、收敛、灰暗等方面，阳则代表温热、运动、亢奋、促进、张扬、明亮等方面。从外在形态上、身体机能上和心理活动上，都显示出男女阳和阴的差异。

5. 气血、津液特点　女性的"经带胎产"为生理现象，即月经的出现、白带的分泌、孕育胎儿和分娩哺乳，均与女性体内气血化生，尤其是血液的转化密切相关。一旦体内血液、津液匮乏不足，就会造成月经减少、孕期胎儿发育迟缓、哺乳期乳汁分泌不足等问题。古代医家指出"男子主气，女子主血""女子以血为主，男子以气为主"的观点。因此，女子多容易出现血虚体质。

6. 脏腑特点　中医认为肾是先天根本，是身体的根基。肾气是否旺盛决定女性生殖器官的成熟，也决定生殖能力。青春期的月经状况及第二性征发育，都直接与肾有关，调理和治疗上应多从肾入手；青春期以后，女性走入婚姻，经历怀孕、生育、哺乳过程，这些生理现象与肝的疏泄有直接关系。步入青壮年，女性经营婚姻、家庭和事业，压力倍增，如果心理上没有正确疏导，很容易造成肝气郁滞，出现月经不调、不孕、乳腺增生等疾病。所以，女性的脏腑调理以调肝为主。绝经期后，体内气血不足，只能从脾胃运化的食物加以充养，因此，这时期调养关键在健运脾胃，固护脾胃，以保证机体气血的补充和滋养。

女性从怀孕至分娩，身体内发生了巨大变化。在这一时期，由于饮食、情绪、环境等因素的改变，女性在生产前后的体质发生较大改变。怀孕期间，身体代谢增加，心肺功能增强、肠胃运化吸收加强、血液循环加速，整体以阳旺为主；而在产后气血亏虚，津液耗伤，身体机能处于疲惫和恢复阶段，容易出现气虚体质和血虚体质。

（二） 女性的常见体质有哪些

女性怀孕前和怀孕后的体质可能存在着变化。因此，不能片面地认为怀孕前后的体质是一成不变的。怀孕前后的调养也不能一概而论，必须根据体质而调养。女性常见体质和特点分为以下几种。

1. 平和质 平和质的人机体内阴阳平和，脏腑气血功能正常。这类人平素耐寒耐热，极少患病，对疾病抵抗能力强，若得病也能较快恢复，对自然环境和社会环境适应力较强。属于"身体倍棒，吃嘛嘛香"的人群。

2. 阳虚质 由于女性属阴，阳气不足，因此，不少女性属于阳虚质。这种体质人群体内阳气不足，体内就像少了一盆火一样，有身体虚寒的诸多表现，如喜欢夏季胜于冬季，耐热不耐寒，即使再热的暑天，也不喜欢或者不能在空调房间里多待；总是手脚发凉；不敢吃性寒凉的或者温度低的食物；平素衣服比别人穿得多，属于"冰美人"。

3. 阴虚质 和阳虚质的人群比较，此类体质的人群体内阴气不足，犹如干涸的土地缺乏滋润，而没有了阴的滋润，阳会相对亢盛而使体内偏热。这类人多不喜炎热，不喜夏季，属于"干美人"。

4. 气虚质 人体的诸多代谢和运动都与气有关，气就相当于动力，能使人体这台机器不停转动。气虚质的人体内元气不足，气较弱，就像马力不足的机器一样，转动不灵活，还容易出故障，体内的某些脏器功能较弱，如消化系统、呼吸系统、血液循环系统等，容易患病，尤其在季节变换交替时，属于"弱美人"。

5. **痰湿质**　人体是阴阳合一的整体，也是水火并存的整体。人体内70%都是水液，水液在体内循环，滋养机体内各组织器官。大量水液需要不断循环在周身，就像城市的河流一样要保持通畅，否则就容易出现水的存积和泛滥，痰湿质的人群就像水液存积和泛滥的城市。这类人常在暑热湿气重的天气感觉不适，相对喜欢干燥有风的清凉天气，属于"湿美人"。

6. **湿热质**　体内积存的水液和热相结合，犹如污浊水液在炎热天气发出秽浊的气味一样。这类人体内容易产生各种污浊分泌物和排泄物，这种浊物也影响了各脏腑器官的正常功能，导致身体出现诸多不适。因此，这类人属于"浊美人"。

7. **气郁质**　人体内运行的气是上下升降的，运行不息的气推动了体内血液和津液的运行，也激发了各脏腑的功能。如果气的运行出现不畅或者阻滞，必然会造成脏腑功能的异常，就如同行驶的自行车轮轴出现了问题，转动不利了，运行速度缓慢甚至不得不停下来。这类人常常会由于气的郁滞而造成情志不能正常宣发疏泄，内心情绪压抑明显，属于常忧郁而少欢颜的女性，被称为"郁美人"。

8. **血瘀质**　人体内川流不息的血液出现了运行缓慢或不畅的状态，瘀阻在血管内，造成供给皮肤肌肉、内脏器官的营养不足，在肌肉、皮肤等部位表现为郁滞之象。这类人被称为"瘀美人"。

9. **特禀质**　此类体质人群因先天遗传因素，形成了较为特殊的一种体质。主要表现为对某些物质存在过敏现象，如春季的花粉、海鲜食物、油漆味道、某些药物等。这种过敏可直接引起明显甚至严重的过敏反应，如皮肤瘙痒，出现大面积红斑或皮疹、呼吸急促，甚至水肿等反应，一旦出现过敏反应会使身体极度不适。此类体质女性平素应该清楚自身所过敏的物质，尽量避免接触过敏原，以减少过敏反应。

具体各种体质的表现特点见总论内容。

二、 不同体质与疾病的关系

（一） 体质与可能发生的疾病有关吗

任何疾病都不是凭空产生的。产生的疾病是果，导致疾病产生的是因。不同的体质产生不同的疾病，患病后疾病的变化和发展也不同。让我们来了解一下体质与疾病的关系吧。

1. **体质与发病** 古代医家多次论述过人体的不同体质与疾病发生之间的关系。体质的强弱、体内的阴阳虚实状况是导致发病与否的重要因素。早在《黄帝内经》中就讨论过这样的情况，人们的年龄一样，居住环境一样，生活习惯一样，穿着衣服厚薄也一样，但是突然受到外界邪气的侵袭，有的人会患病，有的人则安然无恙，其中的原因是什么呢？这是因为体质存在着差别。体质强壮坚实的人在一年四季中能抗御风寒、暑湿、热、燥等邪气，对环境的适应能力强，不容易患病；而体质较弱的人，对环境的适应能力较弱，容易受外界邪气侵袭而致病。

事例：某大学大一的女生宿舍中住着 4 个女生，这 4 个女生有外地的，也有本地的。她们很快成为了好朋友，经常结伴去上课、吃饭和玩耍。唯一让她们不解的是，每逢天气变化，如气温稍有下降，她们中的孟丽就开始打喷嚏、流鼻涕、头痛、四肢酸困不适，甚至有好几次都无法上课，需要请假在宿舍休息。其余三个人常常说孟丽就像一个娇贵的公主，热不得，冷不得，她们不明白为什么大家都生活在一个宿舍中，生活习惯几乎一样，但只有孟丽总是生病。后来她们就咨询医生，医生告诉她们每个人的体质不同，孟丽的体质属于气虚体质，抗病能力弱，所以平时比一般人更容易感冒生病。如果想改变这种状况，必须调理孟丽的体质，使其增强抵抗病邪的能力。

2. **体质与患病的性质** 不同体质容易感受的邪气是不同的，因此，会患不同的疾病。一般来说，气虚质的人群容易感受风邪，阳虚质的人群容易感受寒邪，阴虚质的人群容易感受热邪，痰湿质的人群容易感受寒邪。

事例：张某，女，24 岁，身体瘦小，面色苍白，口唇偏白，说话声音细弱，怕风怕寒，容易困倦乏力，不胜劳力，脉细弱，舌体淡红，苔少色白。分析属于气虚质。询问张某得知，其常在季节转换时如冬春交替或者夏秋交替季节发生感冒，并且当周围人患有感冒时她也容易感冒，每次感冒都会持续一周以上。这就是气虚质人群不能抵抗外邪侵袭，容易外受风寒或者风热之邪，并且患病后因气虚不足，身体康复能力差而表现的特点。

3. 体质与情志因素所致疾病　中医认为过极情志如过度喜乐、过度悲伤、过度忧虑、过度愤怒等可造成体内气血运行紊乱、脏腑功能紊乱，从而出现身体的不适症状。不同体质的人对情感刺激出现的反应结果不同。最常见的是气郁质人群。该类体质人平素性格压抑内向，不善言辞表达，敏感，容易生气，在生活中对很多事情容易计较、放不下。尤其和周围人发生矛盾后，会出现闷闷不乐、胸腹胀闷、食欲不佳、胁肋胀痛、便秘、失眠等表现，日久还会由于气郁不舒，体内气血运行不畅，郁积某些部位，出现肿物或者包块等病变。

4. 体质与疾病的病情变化　患病后疾病发展可以痊愈和好转，也可以加重和恶化。疾病如何发展与体质也有密切关系。例如，阳虚体质的人群比一般人容易感受外邪的侵袭，一旦感受了风寒或寒湿邪气，病情会比阳亢体质的人更重，因为风寒邪气损伤人体的阳气，使得体内的阳气减少而抗邪无力，病情加重。再如湿盛体质的人患了风湿性关节疾病，较其他体质的人群病情更重，关节痹痛程度更重，分布范围更广，对身体造成的损害更为严重。

5. 体质与疾病的诊治　在诊断疾病的时候，一定要用心观察病人的体质状况，如病人的身形大小，性格的暴躁或温和，皮肤肌肉坚实与否，以了解体内阴阳气血的分布和偏颇，这样才能真正把握病人身体的真实性质。

事例：上海某公司的白领杜某，27 岁，2 年前结婚，因工作压力较大，婚后一直采取避孕措施。近期计划怀孕，想先调养好身体，以便将来能生个健康宝宝。杜某平素懒言不喜运动，交往朋友较少，喜欢独居在家，她一直认为自己属于体质虚弱的人，气血虚弱才导致不爱运动，总觉身体乏力没劲，就自行选择了一些补益气血的保健品服用，服用后并没有明显改善，于是咨询中医大夫才明白自己属于气滞血瘀体质，由于气血流通不畅，造成循环受阻，不能输送营养于周身，因此才有感觉乏力的假虚表现。经医生指导，给予理气活血治疗，杜某的症状得到了改善，其心情愉悦，做好了生育的身心准备。

（二）孕前常见体质与疾病的关系

1. 平和质　一般来说，平和质的人群很少患病，即使患病后也有较强的抗邪能力和康复能力。

2. 阳虚质　阳虚质的女性，最容易感受属于阴邪的寒邪、湿邪等，使寒湿内藏。如果寒湿在肺，容易感冒、咳嗽、吐白稀痰；如果寒湿在肠胃，容易腹泻、腹部冷；如果寒湿在肢体关节，容易出现关节怕冷、隐痛等问题；如果寒湿在子宫，就会出现痛经。即使感受夏季热邪或秋季燥邪，也容易化为湿邪，留滞在体内。怀孕后的女性由于体内阳气增加，很少出现手脚凉、怕冷的不适，反而能够吃偏凉的食物，没有腹泻不适；关节怕冷的症状也减轻。

3. 阴虚质　阴虚质的女性，容易在秋季感受燥热邪气，加重体内燥热状态出现病变，如秋季的燥热咳嗽，燥热扰神的烦躁失眠，皮肤干燥瘙痒，甚至出现心悸等不适；而且容易出现肺结核、肺炎等疾病倾向。这类女性怀孕后体内燥热突出明显，容易出现阴虚不能滋养全身，如皮肤瘙痒难忍，面部出痘增多，心情烦躁不安，心慌胸闷不适，便秘症状明显等。

4. 气虚质　气虚质的女性体弱多病，容易感觉疲倦乏力，容易感受风寒暑湿热等外邪，尤其在季节交替，如秋冬交季、冬春交季。这类女性容易出现慢性胃炎、慢性肠炎等疾病倾向，一旦怀孕更容易疲乏，嗜睡，肠胃反应明显，妊娠反应严重，妊娠后期水肿明显；有些人还容易发生流产、妊娠见红等现象。

5. 痰湿质　痰湿质的女性，体内存在多余停滞的水液，停滞的部位不同，发病倾向也不同。如果痰湿阻滞在心胸部位，可出现胸闷隐痛不适；如果痰湿阻滞头窍，可出现头晕目眩；如果痰湿阻滞在胃肠，可出现腹部胀满不适；如果痰湿阻滞在四肢经络，可造成四肢麻木、活动不便等；痰湿质的女性也很容易出现水肿，主要为眼睑和下肢的水肿。此类人偏胖者较多，容易患冠心病、高血压、高脂血症、糖尿病等。此类人在梅雨季节和潮湿环境中适应能力差，更容易出现身体不适，怀孕后食欲一般，嗜睡乏力，头常昏沉，下肢沉重，甚至出现下肢水肿表现。

6. 湿热质　湿热质的女性平素体内湿邪和热邪胶着，阻滞体内气的运行，湿热结聚在头面、胃肠、膀胱等部位，容易出现面部疮疖，胃肠的功能障碍，膀胱尿道的灼热感和尿频、尿疼，白带黏稠、发黄，便秘等。此类人一般难以适应湿热天气，身体不适症状会加重。怀孕后往往面部痘疖明显增多，心情容易烦躁，睡眠不佳，入睡较浅，白带增多，黏滞发黄，有的人还容易出现胎动不安，见红等。

7. 气郁质　气郁质的女性平素容易情绪不佳，生闷气的时候较多，容易引起气的郁滞，出现头痛、痛经、乳房胀痛等，也常因失眠多梦、情绪低落而对生活失去兴趣。容易出现神经衰弱、抑郁症的倾向。怀孕后如果情绪不能调整，容易出现不明原因腹痛、孕期头痛以及孕期过于紧张、敏感。

8. 血瘀质　血瘀质的人体内血液循环代谢低下，面色、口唇等能反映血液运行的部位呈现青紫晦暗的颜色。此类人在心脑血管方面有患病倾向，如出现心前区的憋闷、疼痛不适，也容易出现妇科肿瘤。怀孕后容易出现行动迟缓、胸闷、气促、口唇青紫、下肢水肿等。

9. 特禀质　特禀质的人多为过敏体质，有的人过敏原明确，有的人过敏原广泛而不确定。此类人在日常生活中如果能避免接触过敏原，一般不会有什么身体不适；接触过敏原后可能诱发过敏性皮炎、过敏性哮喘、过敏性水肿等。此类人怀孕后应尽量避免接触过敏原，否则容易在妊娠期间出现过敏反应。由于要考虑对腹内胎儿的影响，所以治疗和用药都比较局限。

三、 不同体质的调养

（一） 孕前不同体质的四季调养

女性朋友在了解自己体质的基础上，根据自身体质特点进行调养会更健康，也为孕育宝宝做好准备。一年当中四季变化，春温、夏热、秋凉、冬寒，体质调养也要符合自然阴阳的变化才更科学合理。

1. 平和质　该体质的女性体内阴阳较为平衡，并且适应环境的能力强，只要生活起居符合四季生长收藏的特性即可。

2. 阳虚质　初春之时，还有阵阵冬寒之气，阳虚质的女性切不可过早地开始减衣，尤其不可因为追求美丽而穿暴露膝盖的裙装，否则会导致寒邪入侵关节和体内，损伤体内的阳气，加重阳虚质。进入夏季，天地一派炎热之象，体内阳气也蒸腾发散到极致，此时阳虚质的女性可多采自然之阳气，沐浴早晚阳光，不要为了怕晒黑而遮蔽阳光。建议阳虚质女性尽量不要遮蔽早晚的日光，但要注意避开日晒过度强烈的中午前后，以防中暑。夏季饮食可多吃姜，以防瓜果冷食损伤脾胃；有关节疼痛的女性还可通过冬病夏治来驱除体内寒邪，补体内阳气。在夏季一定不可伤阳，如过于贪凉，吃冷饮食物，吹低温空调，甚至出汗太多，都可导致阳气耗伤。入秋冬之季后，自然界阳气下降，寒气加重，阳虚的女性要保护好体内的阳气，衣着增添要及时，以防避寒气，尤其要注意保护好手脚和头，不可因追求美而让手足冰凉；冬季每晚可用温热水泡脚以驱寒养阳。秋冬宜多食温热补阳之品如辣椒、羊肉等。

3. 阴虚质　阴虚质的女性在春秋之季因体内阴液不足，滋养不够，容易出现皮肤干燥、瘙痒。因此，应在春秋时节，多服用能滋阴的食物，如百合、麦冬、银耳等，不可吃辛辣燥热的食物。夏季天气炎热，汗出太多，容易造成耗伤体内阴液，尤其孕期女性体内产热较多，更容易多出汗，所以宜多补充水分，可多饮用绿豆汤、酸梅汤以清热养阴；入冬后阴气旺盛，体内阴虚会缓解，但冬季不能多食辛辣燥热之物，如辣椒、火锅、羊肉等，否则会出现燥热的现象。

4. 气虚质　该体质的女性在春季，体内阳气生发，容易造成疲倦乏力，因此在春季不可活动过多，应劳逸结合；在夏季，因天气炎热大量汗出，也过多耗散机体之气，感觉乏力疲惫，会出现气短、胸闷的表现，故要避暑热，防劳累，不可做大幅度的活动，防止气虚过度的中暑。秋冬之季，阴寒之气必然损耗体内的阳气，造成气虚兼阳虚，可服用一些补气食物，如大枣、牛肉、羊肉、鸡蛋或党参、黄芪等药物。

5. 痰湿质　痰湿质的女性通常偏胖，体内气的运行被痰湿邪气阻滞而运行不畅，出现身体困重无力、嗜睡、疲倦等现象。入春夏之后，阳气的复苏生发和亢盛，有助于推动体内气的运动，也促进痰湿邪气的化散，因此在春夏之际身体不适感觉会减轻。孕前要适应阳气萌动的特点而舒展肢体，多锻炼，疏通经络气血，促进气血流畅。入秋冬后，自然界阳气减弱，阴气增加，同时阴雨季节这种湿邪会加重体内痰湿邪气的程度，应尽量避免淋雨蹚水，远离湿邪；可适度增加秋冬季节的运动锻炼，增强阳气；根据个人口味喜爱，食用辛辣燥热食物，如辣椒、姜、葱、胡椒等食物，推动气机运行，促进体内痰湿化散。

6. 湿热质　湿热质女性在春季，大自然的阳气升发，有利于体内湿邪的化散，一般感觉身体原有不适减轻，孕期女性可出游舒畅气机，改善湿滞现象。而到了夏季，炎热天气加上雨水的蒸腾，正是湿热之气最盛的时候，在这个季节该体质的女性往往感觉特别不适，胃口不佳，烦躁不安；对于孕妇来讲，要注意避暑热，可多吃清淡祛湿的食物，如西瓜、绿豆、丝瓜、黄瓜等。

7. 气郁质　气郁质的女性平素情志抑郁，心情多不舒展，容易生闷气，不能将自己的情绪宣泄释放。一年之中春季是天地阳气萌生舒展的充分时节，可在春季外出踏青郊游或运动，尽情舒展情志。孕前女性更要注意调整自己的心情；入夏后，气郁质的女性春夏之季各种不适症状会逐渐减弱和消退；而进入秋冬季节后，受大自然消沉之象的影响，不少女性容易出现悲观和抑郁。尤其是产后女性，在秋季应避免独处，多和家人交谈，舒展心情，避免产后抑郁。

8. 血瘀质　血瘀质的女性，一般都存在气郁，因此春夏时节也应外出郊游踏青，赏自然春色，舒展情志，顺应自然生发之性；夏季阳气旺盛至极，有利于促进体内气血的运行，改善血瘀的状态，使身体不适得以缓解。因此在夏季可尽量感受夏日炎热和日光，避免长时间吹空调、风扇，避免寒邪伤阳入体内而加重血瘀状况；秋冬季节，应避免独处，多和好友谈心，疏导不良情绪；同时避免寒冷邪气的刺激，温阳驱寒，活血化瘀，改善血液循环不良的状况。

9. 特禀质　特禀质的女性体质比较敏感，自己也大都了解导致过敏的原因。对花粉、空气过敏的女性，在春秋多风之季，应尽量减少室外活动和出游的机会，避免接触致敏原，可戴上口罩以保护自身；对日光过敏的女性要避免夏季强烈的日光照射，可戴防护眼镜、口罩等；对海鲜类食物过敏的女性在海鲜盛产的秋季要避免食用；对寒冷空气过敏易出现哮喘的女性在冬季外出可戴口罩，避免冷空气的刺激。

除去各自体质特点差别，一般来说，由于春夏秋冬四季阴阳变化不同，人体的反应和生理变化也不同。俗话说："十月怀胎，一朝分娩。"准妈妈整个受孕、怀胎、生产过程，几乎需要经历春、夏、秋、冬四季，因此准妈妈在怀孕时候应关注季节变化，注意不同季节的调养。

春季生机蓬勃，准妈妈应该睡得稍晚，起得早点，多散步以舒展身体。情志上保持恬静愉悦，避免恼怒。春季阳气渐升，阴寒之气还未完全退去，昼夜温差较大，不能过早脱去棉衣，要慢慢减衣，否则极易受到寒气侵袭而患病。饮食上适合吃一些辛温升散的食物，如葱、姜、蒜，顺应春季生发。春天适合运动，孕前女性应多活动，特别是散步、做操、慢跑、放风筝等运动量较小的活动，达到身体舒展目的。怀孕后的准妈妈也需要多看春天的美景放松心情。

夏季气温最高，雨水充沛，适合万物生长。为适应气候变化，准妈妈应当晚些入睡，早些起床，以保持阳气充足。情志上要神清气爽，快乐欢畅，忌急躁发怒。注意防暑降温。饮食上适宜吃一些清心泻火、清暑的食物，如西瓜、香瓜、绿豆、苦瓜、黄瓜等，既解渴补充水分，又祛暑消夏；也可饮用一些凉茶或冷饮，以补充水分。但是准妈妈们要注意不可贪凉喜冷而吃坏肚子，以免引起自身肠胃不适，影响胎儿营养的吸收。

秋季逐渐凉爽，雨水绵绵，"一场秋雨一场寒"。人体阴阳随气候的改变而变化，阳气渐渐衰弱；人体以"收"为主，收藏阴气，以养五脏。情志上因风起叶落、草木枯萎，容易引起凄凉的感觉，产生忧思抑郁情绪。因此，准妈妈应保持乐观豁达，起居上早睡早起，顺应阳气的收藏；"春捂秋冻"，秋天不要过早、过多地增加衣服，有助于锻炼抗寒耐寒能力；饮食上秋季宜少吃葱、蒜、姜等辛味之品和一些油炸食物，适当吃一些酸味蔬菜和水果。秋高气爽是最适合进行各种运动的季节。孕前女性适度运动可调心养肺，有利于增强各组织器官的免疫功能及对寒冷刺激的抵御能力。孕期女性在秋季可多吃时令水果，以补充身体营养需要，给胎儿充足的营养供给。

冬季天寒地冻，万物凋零，是天地之间阳气收藏、阴气最盛的季节。准妈妈要相应减少活动，早睡晚起，安定心志，不可过分激动，以免扰动阳气。为抵御严寒冬季，增加热量，最好的方法就是从"吃"入手，冬季是饮食补养的最好季节。孕期女性进补同时，要注意不可使体重增加过多，以免胎儿体重过大，造成巨大儿，引起分娩的困难。所以孕妇在冬季还应坚持参加适当运动，促进全身血液循环，增强胃肠道对滋补品的消化和吸收。同时民间也有"冬天动一动，少闹一场病；冬天懒一懒，多喝药一碗"的谚语。

（二） 孕前不同体质的情志调养

1. 平和质 平和质的人平素豁达乐观，积极向上，遇事不会大喜大悲，大怒大惊，有一颗平常心。因此，在日常生活中只要注意情绪顺畅，情志不偏激，就可调畅气血，保持身心健康。

2. 阳虚质　阳虚质的女性，平素缺乏活力和激情，情绪容易消沉低落，状态不佳。因此该类女性要善于调节自己的感情，凡事多往积极一面考虑，少想消极负面的因素；学会灵活地看待人生的得与失，多与别人交谈，多感受人生的乐趣。

3. 阴虚质　阴虚质的女性性情急躁、常常心烦易怒。平素应加强修养，阅读书籍，培养冷静、沉着的习惯。正确对待人生的顺境和逆境；在生活工作中，减少因非原则性问题与他人争执。可以培养广泛的兴趣如书法、下棋、钓鱼等，这些安静的娱乐活动可以陶冶情操。平时多听一些曲调舒缓、轻柔、抒情的音乐，防止恼怒，避免听激昂亢进的音乐。

4. 气虚质　气虚质的女性平素容易倦怠乏力，性情比较敏感，容易产生悲伤的情绪，懒于和他人交往，不习惯向外疏泄自己的压抑情绪；同时由于过度思虑容易造成劳伤心神，因此在生活中注意凡事不可激动，不可将自己陷于悲伤情绪中或过度思虑中，避免紧张和压力，放松自我，培养豁达乐观的生活态度。适宜听愉悦轻快的音乐，以调动自己的情绪，使情绪处于积极亢奋状态。

5. 痰湿质　该类体质的女性，一般性情温和敦厚，不容易急躁生气，但是沉静不爱动，需要振奋精神和调节情绪。孕前常可选择一些偏动的运动项目如跑步、登山，进行锻炼，通过动形以养神，使得思维敏捷灵活；多参加社会活动，适当参加旅游、度假活动，舒畅情志，促进气机的运行，推动体内停滞水液的布散和运行。宜多听激昂、节奏快的舞曲和音乐，以调动身体气机运行。

6. 湿热质　该类体质的女性平素情志急躁，容易焦虑，遇事情也容易着急上火，因此要保持精神愉悦，冷静处事，以静制动；通过阅读书籍，提高自我修养，正确看待人生得失和顺逆；生活中对于原则性问题以外的事情要看淡，避免与他人的争执。可选取曲调舒缓、轻柔、抒情的音乐，防止恼怒，避免听激昂亢进的音乐。

7. 气郁质　该类体质的女性性格内向，精神常处于郁闷压抑状态。

因此在精神情志上，应改变忧郁，寻找生活的乐趣。可参加社会集体性活动，解除自我封闭状态；建议常看喜剧、滑稽剧、听相声，以放松心情；多听轻松欢快、振奋激扬的音乐，以舒畅情志；多阅读一些积极乐观、富有乐趣的、展现美好生活前景的书籍，以培养开朗、豁达意识；理解"知足常乐"的真谛，避免计较名利得失；多培养广泛兴趣爱好；多结交乐天派类的朋友，建立和朋友的倾诉通道，可帮助自己宣泄不良情绪。

8. 血瘀质　该类体质的女性尤其应在精神方面保持愉快，愉快的心情有利血瘀体质的改善。反之苦闷、忧郁则可加重血瘀倾向。因此应该多参加各种娱乐活动，避免自我封闭；勿看悲剧类电影、电视；多听轻松的音乐；多结交朋友，少待在家里；不计较名利，知足常乐。处事随和，克服偏执的性格特点。

9. 特禀质　特禀质的人群常常要承受过敏反应带来的不适和痛苦，易出现精神低落消沉。因此要在精神上保持愉悦放松，通过避免接触过敏原减少可能引起的过敏反应，消除紧张情绪，多参加欢快愉悦的活动，如好友的相聚、欣赏娱乐节目等以调整心情。

（三）　孕前不同体质的饮食调养

饮食调养是改善体质的有效方法。食物本身具有寒热温凉的特性，寒凉属于阴，温热属于阳。人体通过食物的特性调整体内的阴阳状态。一些食物具有补益气血或者促进气血流动的作用，如枸杞补血，山楂活血，因此可通过食用这些食物改善体内阴阳气血的状况，调整体质的偏颇而消除阴阳的失衡。

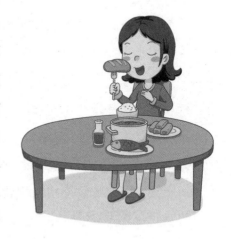

1. 平和质　平和质的人平素饮食调养有方，有规律和节制，一般吃饭保持七八分饱，不偏嗜冷或热的食物。食物比较全面，荤素、粗细粮食

合理搭配。该体质的人只要注意保持自身与自然界的整体阴阳平衡，在不同季节酌情选择缓补阴阳的食物即可。

2. 阳虚质 阳虚质的女性在饮食上应多吃一些温热补阳的食品，如羊肉、牛肉、狗肉、麻雀肉、黄鳝、鹿肉、鸡肉、韭菜、茴香、虾、核桃、带鱼、栗子、葱、姜、蒜、花椒、辣椒、胡椒等。平素少食生冷寒凉食物，可以吃一些性温平和的蔬菜水果，如樱桃、苹果、梨、榴梿、木瓜。较寒凉的果品如西瓜、哈密瓜、水梨、竹笋等，宜在盛夏中午食用。天气寒凉时，就不适合吃这些凉性的瓜果，以免引起腹泻或咳痰。

阳虚体质女性可以通过膳食调养，如参虫草鸭：人参 25 克、冬虫夏草 25 克、鸭一只。将鸭清洗干净，除去内脏，再将人参、冬虫夏草填入鸭腹内，放入锅中加五碗水炖至肉烂。根据个人喜好调味后分次食用。平常可饮用党参红枣茶：党参 15 克、红枣 5 克，将两味药加水煎汤，取汁代茶饮用，每天一剂。长期服用对于改善女性的贫血、怕冷有很大帮助。

3. 阴虚质 该类体质女性平素宜以清淡食物为主，多吃甘凉滋润的食品，忌肥腻厚味，辛辣燥烈之物。适宜多吃芝麻、糯米、绿豆、蜂蜜、乳品、甘蔗、银耳、蔬菜、水果、豆腐、冬瓜、鱼类、鸭肉、龟、鳖、海参、螃蟹、牡蛎、蛤蜊、海蜇、牛奶、鸡蛋、百合等清淡食物，并可服用沙参粥、百合粥、枸杞粥、桑葚粥、山药粥。条件许可者，秋冬季可食用燕窝、银耳、海参、淡菜、龟肉、蟹肉、冬虫夏草、老雄鸭等。应少吃葱、姜、蒜、韭、薤、椒等辛辣燥烈之品；也要少食羊肉、狗肉等性温燥烈的食物。

阴虚体质的女性可常服用四味粥：山药 100 克、糙米 200 克、人参 25 克、百合 25 克。将山药切小块，和其他三味药一起加水煮至烂熟即可，常服用可滋养阴血。或饮用西洋参茶：用西洋参 10 克，切成薄片，以沸水冲泡 20 分钟后，温服，可回冲，当茶饮。

4. 气虚质 气虚质的女性宜多吃具有益气健脾作用的食物，如粳米、糯米、小米、黄米、大麦、山药、马铃薯、红薯、大枣、菜花、扁豆、胡萝卜、香菇、豆腐、鸡肉、鸡蛋、鹅肉、兔肉、鹌鹑、泥鳅、牛肉、狗肉、青鱼、鲢鱼、黄鱼、黄豆、白扁豆、桂圆、蜂蜜等。少吃具有耗气作用的食物如槟榔、空心菜、生萝卜等。可多服用补气类米粥，如人参粥、参芪粥、牛肉羹、山药粥，也可服用参茶。气虚者食疗可选人参莲肉汤：人参15克、莲子15个、冰糖50克，将上述材料一并置于碗内，隔水加热蒸1小时，温服。

5. 痰湿质　该体质人群应避免食用甘甜油腻等食物，因为这些食物能加重痰湿，食物应以清淡为原则。可多食用一些具有健脾利湿、化痰祛湿作用的食物，如白萝卜、荸荠、竹笋、紫菜、海蜇、橄榄、洋葱、枇杷、白果、花生、赤小豆、扁豆、蚕豆、红小豆、冬瓜仁、苦杏仁、白豆蔻、大枣、薏苡仁、包菜、葱、蒜、海藻、海带、金橘、芥末等。也可多服用八宝粥、冬瓜粥、薏苡仁粥，多喝鲤鱼汤、冬瓜汤，以利湿祛湿。

6. 湿热质　属于湿热体质女性，饮食要避免肥腻食品、甜品及辛辣、油炸食物，因为这些食物能助体内湿热更盛。饮食需要保持清淡，避免吃大热大补食物如辣椒、生姜、大蒜、狗肉、鹿肉、牛肉、羊肉等。多吃甘寒、甘平、清化利湿的食品如绿豆、空心菜、苋菜、芹菜、黄瓜、冬瓜、丝瓜、葫芦、苦瓜、藕、白菜、卷心菜、薏苡仁、茯苓、莲子、红小豆、蚕豆、鸭肉、鲫鱼、西瓜等；可服芹菜粥、绿豆粥、冬瓜粥等；同时应多吃富含膳食纤维的果蔬，能助大小便通畅，防止湿热郁结。

7. 气郁质　气郁质的女性需要选择一些能理气行气、解郁消食功能的食物，如佛手、金橘、橙子、黄花菜、海带、山楂、小麦、大麦、荞麦、韭菜、茴香菜、大蒜、火腿、蘑菇、萝卜、洋葱、葱、苦瓜、丝瓜、高粱、刀豆、豆豉、香橼等。可服用山楂粥、金橘粥以理气活血，改善情绪。也可用玫瑰花、橘皮泡茶饮。

8. 血瘀质　血瘀质的女性需要常服桃仁、山楂、油菜、黑豆、黄豆、香菇、茄子、海藻、海带、紫菜、萝卜、李子、胡萝卜、金橘、橙、柚、桃、芒果、红糖、木瓜等具有活血祛瘀作用的食物；可多吃醋；也可服用山楂粥、花生粥；宜用玫瑰花、桃花等泡茶饮用，以改善血瘀状态。

9. 特禀质　特禀质的女性饮食需要谨慎，应注意避免食用能够引起过敏反应的食物；保持饮食清淡、种类均衡，粗细搭配适当，荤素配伍合理；少食荞麦、蚕豆、白扁豆、牛肉、鹅肉、鲤鱼、虾、蟹、茄子、辣椒、浓茶、咖啡等辛辣之物，腥膻发物及含致敏物质的食物。食用可能致敏食物很可能会引起流产、早产，导致胎儿畸形等多种恶性后果。因此孕前的妈妈应该注意食物的挑选。

（四）　孕前不同体质的起居运动调养

通常居住在山清水秀、空气清新、清静纯朴的环境中，人体的寿命相对比较长；而居住在嘈杂纷乱、尘土飞扬、空气污浊地方的人们常常会较早发生疾病，人们的寿命相对较短。不同体质的人群需要考虑选择适宜的居住环境，以利于身体健康。

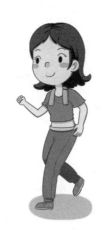

劳作锻炼是促进和改善气血的很好方式。古人认为养生需要劳逸结合，科学合理；既要有适度的锻炼，以促进气血流动和化生，也要适度休息，以蓄养气血。动静结合是符合阴阳之道。不同体质的女性需要结合身体内阴阳需求，采用适宜的运动方式，达到养生保健目的。

1. 平和质　顺应自然，"日出而作，日落而息"，让身体和自然界规律一致，使身体内阴阳的消长变化与天地自然同步；运动锻炼方面劳逸结合，在孕前可选择一些强度大的运动如跑步、打球；怀孕后可根据情况适度活动，不可过度锻炼导致劳累。

2. 阳虚质　此类体质女性夏季不可贪凉喜冷，或者长时间待在空调屋内，否则可导致阳气损伤；睡眠时不要让电扇直吹；切不可夜晚在室外露宿；避免在树荫下、凉亭中及阴冷过道长久停留。居住环境应光照充分、阳光充足，不适宜在阴暗、潮湿、寒冷的房间中工作、生活。在运动锻炼方面，"动则生阳"。因此建议此类女性在怀孕前坚持四季运动锻炼，根据体力强弱和个人爱好选择散步、慢跑、太极拳、五禽戏、八段锦、健身操、球类等活动；冬季锻炼时注意防风寒侵袭，保暖避寒；选择在暖和天气进行户外锻炼，而不宜在阴冷天气或者潮湿之处锻炼。水中游泳易受寒湿，一般不提倡。锻炼时间以春夏最好，一天中以上午最好。运动不可大量出汗，防止伤阳气。平常多做日光浴，增强自身阳气。冬季建议多洗桑拿或温泉浴。

3. 阴虚质　阴虚质的人在炎热的夏秋季，如果有条件可选择到海边、高山旅游以避暑热。居住环境以阴凉为佳，最好住坐北朝南的房子；环境以安静为宜，以阴养阴。作息时间规律，要保证充足的睡眠时间，以藏养阴气，不可经常熬夜。也不适宜在紧张或者高温酷暑的工作生活环境中，容易加重阴虚。中午最好午休一段时间，以养阴气。孕前女性运动锻炼不宜过于激烈，出汗太多容易造成伤阴；可考虑选择中小强度的运动，如太极拳、太极剑、八段锦等；锻炼时要注意及时补充水分；避免在炎热夏天或者闷热环境中运动，以免出汗过多伤阴。该类体质的人不适合洗桑拿，因大量出汗会加重伤阴。爱好游泳的女性可以通过游泳滋润皮肤，滋养阴液。

4. 气虚质　气虚质的人常感乏力疲倦，居住环境以安静为好，可以减少对气的消耗；不可在嘈杂的环境中久待。平常在安静环境中可闭目养神，蓄养精气。适宜选择较缓和的运行项目锻炼，以促进气血的化生，如散步、慢跑、太极拳、瑜伽等；建议早晨起来做深度呼吸运动，有益于气的调养；运动过程中不可消耗体力太过，避免出汗太多耗伤人体之气。

5. 痰湿质　该类体质的女性不适宜选择潮湿阴凉的居住环境，避免居住坐南朝北的房间和阴暗潮湿的低层住宅，适宜选择向阳、宽敞、空气流通的高层住宅，注意保持居室的干燥。一般此类人群不喜运动，可有意识地多选择一些活动项目，如旅游、散步、快走等，通过运动促进气血运行，推动水液代谢，消除痰湿。春夏时节多进行户外活动，常晒太阳接受日光浴，养阳以消除痰湿。运动方面可循序渐进，贵在坚持。建议孕前女性选择持续较长时间、中小强度的运动，活动量逐渐增强，使气血流通，水液循环。

6. 湿热质　湿热质的女性平素居住的环境既要有利于化湿，又要能避除热邪。因此宜选择在干燥通风的房间居住，但最好不要向阳。在作息安排上，不可熬夜、焦虑、压力过大和过于劳累。在运动方面，孕前女性适合做大强度、大运动量的锻炼，如中长跑、游泳、爬山、各种球类、武术等，可消耗多余热量、排泄多余水分，以清热除湿。

7. 气郁质　属于该体质的女性往往给人不阳光的感觉，因此要倾向于阳的调养。选择的居住房间避免幽暗压抑，要保证充足的采光和日照，房间最好色彩亮丽，避免厚重暗淡的房间装饰。在休息方面，满足自身的体力恢复需要即可，不可过多休息以免加重体内气机阻滞。该类体质的人群适合多运动锻炼，加速体内气机运行。因此建议孕前女性早晨起来锻炼，活动量以身体能耐受为准；尽量多增加户外活动，参加旅游、运动，通过运动身体，流通气血，欣赏自然美景，舒畅情志，呼吸新鲜空气，沐浴阳光。运动项目可选择较大强度、大负荷的运动，如跑步、登山、游泳、打球等，以开导郁滞。怀孕后则适度锻炼，不可劳累。

8. 血瘀质　属于血瘀质的女性同气郁质的人类似。因此在生活环境上也要选择明亮而不幽暗的房间，房间不可装修过于烦琐而造成压抑的感觉；该类体质的人群也适合多运动锻炼，"动则气血和"，通过运动加速体内的气机运行。建议多锻炼；尽量多进行户外运动，通过运动，使气血流通，在欣赏自然美景的同时，舒畅情志，呼吸新鲜空气，沐浴阳光。孕前女性可选择较大强度的运动，如跑步、登山、游泳、打球、健身舞蹈等，以达到疏通气机、促进气血运行目的。怀孕后则适当调整运动锻炼，不可劳累过度。

9. 特禀质　该体质的人由于容易出现过敏反应，因此在日常生活中要保持居室的整洁卫生，通风良好，被褥、床单要常洗晒，防止尘螨过敏。房间装修后不宜立即搬进居住。平素起居要有规律，避免熬夜，耗伤身体元气。积极参加各种运动锻炼，循序渐进，以身体能耐受为标准，适度锻炼，以增强身体元气，增强防御外邪的能力。对动物皮毛过敏的人，在居处也不宜养宠物，减少和动物的接触。注意在日常生活中有意识避开各种致敏物。

（五）孕前不同体质的药物调养

根据体质的不同，可适当进行药物调养，酌情服用一些中成药或者汤药，但必须在专业医生指导下服用，不可盲目自行服用药物。

1. 平和质　平和质的人一般不主张药物调养，也不依赖各种滋补品和保健品，主要以食物为养，情志和畅，运动适度，跟随季节变化调养阴阳就是最佳状态。

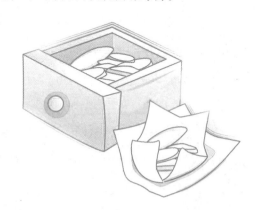

2. 阳虚质　孕前调理体质的女性选用补阳祛寒、温养肝肾的药物来养不足的阳气，可在医生指导下选用金匮肾气丸、右归丸等药物调养。

3. 阴虚质　孕前调理体质的女性平素可选用滋阴清热、滋养肝肾的药物，在医生指导下服用六味地黄丸、知柏地黄丸、左归丸、大补阴丸等。

4. 气虚质　孕前调理体质的女性平素可服补气健脾类药物，在医生指导下，选用四君子汤、六君子汤等。

5. 痰湿质　孕前调理体质的女性需要祛除身体内异常的水液，可在医生指导下适当服用健脾化湿利水的药物，适宜服用参苓白术散、香砂六君子丸、金匮肾气丸等。

6. 湿热质　孕前调理体质的女性应常服用清热祛湿的药物，可在医生指导下选择服用六一散、清胃散、泻黄散、泻青丸、藿香正气散等。

7. 气郁质　孕前调理体质的女性应服用行气理气化滞的药物，可在医生指导下服用逍遥散、舒肝和胃丸、开胸顺气丸、柴胡疏肝散或越鞠丸等。孕期女性则避免服用上述药物。

8. 血瘀质　孕前调理体质的女性可选用行气活血养血之品，可在医生指导下选择适宜的中成药，如桃红四物汤、血府逐瘀散、柴胡疏肝散、桂枝茯苓丸等。孕期女性则避免服用上述药物。

9. 特禀质　特禀质的人一般需要服用能增强正气、提高机体免疫力的药物，孕前调理体质的女性可在医生指导下选择玉屏风散、消风散、过敏煎等。在日常生活中也可服用一些药粥来调理，如服用固表粥可养血消风、扶正固表，具体做法是将乌梅 15 克、黄芪 20 克、当归 12 克，放砂锅内加水慢熬成浓汁，留汁后再加水煎开取汁，用汁煮粳米 100 克成粥热服。

第三节

我们的身体怎么了

——了解亚健康

一、 你了解亚健康吗

亚健康是人体处于健康和疾病之间的一种状态，是机体身心呈现活力、功能和对外界适应力降低的一种低质量状态。人体亚健康状态的存在，不仅有悄然潜在向疾病发展的趋势，并且本身亚健康状态也对机体的健康造成了一定程度的影响，甚至会影响怀孕后胎儿的健康。因此准妈妈们也要认识亚健康，了解亚健康有哪些表现，警惕亚健康，并学会对孕期出现的一些亚健康采取积极防治措施。

（一）　生理表现

亚健康的表现错综复杂，引起的原因也很多，可出现某个器官或某个系统的异常表现，也可以有涉及多个器官或者系统的表现。常见的亚健康表现归纳起来为以下的"三低一下降"。

1. 活力降低

——早晨醒来不能按时起床。

——走路时抬不起腿，上楼或走动多一点就感到心慌、胸闷气短，喘不过气来。

——不想参加社交活动。

——懒得讲话，感觉有气无力。

——坐下来不愿起来，常常干坐着托着腮发呆。

——经常头痛，记忆力差，说话、写文章经常出错，思路不连贯，全身无力，容易疲劳。

——见到饭菜没胃口，食欲差，虽觉得饿，但不想吃，勉强吃点，也感觉吃的饭菜没有味道，像嚼蜡一样。

——消化功能很差，多吃点就消化不良，严重者甚至出现腹痛、腹泻。

——经常吸烟，喝酒越来越多。

——经常耳鸣，容易头晕、目眩。

——经常打哈欠。

——很难入睡，即使睡着了也很容易醒来，常做梦，经常在梦中被吓醒。

——尿频、尿急，夜尿多，性功能低下，没有性要求，脱肛，有痔疮。

——经常感到腰酸背痛，四肢关节发僵不灵活。

2. 反应能力降低　正常人有高度自我平衡能力，可是健康水平降低的亚健康人，身体调节反应能力下降，常常会出现血脂、血糖、血压等调节能力降低，易出现高血脂、高血压、高血糖。

3. 适应能力降低　人体对外界环境的冷热变化具有调节能力，对新环境有非常强的适应能力，但处于亚健康的人群，适应能力明显降低，表现如下。

——冷不得：尤其在春、秋两季，气候多变，一冷一热，健康的人无所谓，处于亚健康的人容易伤风感冒。

——热不得：亚健康的人气温稍微高一点就受不了，满头大汗，严重的甚至虚脱、中暑。

——饿不得：健康的人能量充足，经得起饿，可是亚健康的人，饿的时候常常出现面色发白、满头大汗、低血糖等状态。

——睡不得：换一个地方睡觉会翻来覆去，入睡困难、失眠，适应能力很差。

4. **免疫功能下降**　免疫功能是人体抵御疾病最本质、最重要的功能，人体处于亚健康时都有一个共同特点：免疫功能下降。身体常感到疲劳，易患感冒，自然衰老加速。人体抗病能力一旦下降，与人体共存的很多细菌、病毒就会蠢蠢欲动，兴风作浪，如果不重视，很容易引起大病。

对于准备要宝宝的女性，更应该注意了解自己的身体状态，是否处于亚健康，是否机体的免疫力偏低下。及时调整自己的身体状态，能提高机体的免疫能力，很好地抵抗细菌、病毒的侵犯，也能保护腹中胎儿免受细菌、病毒的危害。妈妈具有一个健康的身体，就等于给宝宝筑起了一个保护屏障。

（二）　**心理表现**

现代社会中人们生活压力增加，人际关系紧张，生活节奏快，很难有一个平和的心态。观察生活中诸多女性，无论有没有能力，性格如何，都会有这样那样的不良情绪和心境。在一项心理研究中，研究人员从大量的青年人中挑选出一批"最正常"的人，这些人接受过良好的教育，事业有成，品行端正，家庭幸福，通过心理测验却发现半数以上的人具有不同程度的抑郁、焦虑症状，有些还比较严重。这说明心理的亚健康已经成为广泛存在的问题。

心理亚健康是表现在情绪、精神方面的亚健康。常见症状有：懒散拖拉、自卑怯弱、敏感多疑、患得患失、萎靡不振、自私自利、喜欢嫉妒、抑郁自闭、狂暴易怒等，悲观失望的人严重时可能有自杀的倾向。

下面让我们来看看一些心理亚健康的表现。

1. **焦虑**　亚健康最常见的心理表现是焦虑心理。社会快速发展，人们面对的社会压力、工作压力、生活压力、精神压力也日益增大。高强度、快节奏的生活，以及现代社会环境、人际关系的错综复杂，还有激烈的竞争，使人们身心都处于疲劳的状态。心理上每天就像弓箭上的弦一样绷得紧紧的，很少有轻松的时候，很容易产生紧迫感、焦虑感，并引发焦虑、烦闷、忧郁、自卑、情绪低落等不良情绪。

焦虑的产生不是环境中真正存在危险，而是自己把心里的不安、担心放大了。比如说女性婚后担心自己能否怀孕、担心能否顺利产下健康宝宝、担心丈夫对自己感情是否会变淡、担心家人身体会不会得癌症等。焦虑心理不是社会强加于人，而是人们自找的，也就是人们所常说的"天下本无事，庸人自扰之"。当人们抱有不合理的欲望、追求时，烦恼和焦虑就出现了。这时，便会出现不安、心悸、胃绞痛、失眠等问题，感觉慌乱，表现为手足无措，无所适从。

焦虑情绪严重的可发展成为焦虑症，主要表现包括以下四类：身体紧张，自主神经系统反应性过强，对未来无名地担心，过分警惕。这些表现可以单独出现，也可以一起出现。具体内容如下：①身体紧张：常常觉得自己全身紧张，不能放松下来。看起来表情严肃，面部肌肉绷得紧紧的，常皱眉头，整天唉声叹气。②自主神经系统反应性过强：表现为多汗、心动过速、呼吸急促、晕眩、身体忽冷忽热、发热、手脚冰凉、喉头有阻塞感、胃部难受、大小便过频。③对未来无名地担心：总是为自己的财产、亲人、健康及未来的发展担心。④过分警惕：每时每刻都处在警惕状态，非常警觉，像一个站岗放哨的士兵，对周围环境的每个细微动静都充满警惕，因而影响自己做其他事情，甚至影响自己的睡眠。

2. 类似歇斯底里现象　有些女性和丈夫吵架时大喊大叫，尽情发泄，痛打小孩，撕毁衣物，甚至威胁他人说要自杀。也会有些女性表现为爱做白日梦，有幻想性谎言，她们常绘声绘色地描述自己幻想的内容，并把它当成现实。

3. 强迫现象　从事脑力劳动的女性，特别是办事认真、责任心强、过于拘谨的女性会反复思考今天做了什么事或明天计划做什么，是不是得罪了某某人，门是否锁好了，等等。虽然她们也认为这种思考没有必要，但还是会反复地想，甚至晚上难以入睡。大多数人都或多或少地有过强迫现象，但这种现象持续时间不长，一般不影响工作和生活，是一种较常见的情绪和行为现象，但如果严重影响了自己或他人的生活时要重视、调整，避免这种心理进一步加重。

4. 恐惧　恐惧心理是指当人面临某种危险，想摆脱又摆脱不了时产生的消极情绪，当逃避行为受到阻碍时，会使恐惧感加重。恐惧心理的产生与我们唯恐失去我们所拥有一切有关，很多女性在生活中担心失去现有的很多东西，如工作、经济保障、爱情、家庭的稳固等，患得患失，造成内心恐惧。

5. 抑郁　抑郁表现为不开心、情绪低落、反应慢、不想说话。灾祸的突然降临会使人处于急性悲伤之中，通常持续 30～60 天，有的达到重症忧郁程度，但一般不超过 6 个月，否则应视为病态。抑郁心理是一种短暂的不良心理反应，通过改变环境、心理疏导和自我调节是可以完全恢复的。但抑郁症是一种精神病，属于疾病的范围。

6. 容易被激怒和对立　正常人有时会暴怒、冲动、破坏物品，通常能较快地恢复平静，事后常感后悔并能理智地向他人道歉。而亚健康的人在生活中很容易被激怒，常常感觉无法抑制这种怒气，并为这种冲动感觉烦恼。对立是指与身边的人容易发生冲突、争执，邻里关系处理不好，喜欢钻牛角尖，容易发怒、生气，甚至产生攻击行为。对立往往是由不能宽容、产生误解、过于计较得失等造成的，尤其女性容易计较很多小的事情而和周围人产生冲突对立。

7. 偏执　表现为有意歪曲事实，不容易接受摆事实、讲道理的正面教育，固执己见，不会轻易动摇。在生活中常常看到有些女性固执己见，如认为丈夫对自己没有爱，婆婆对自己有意见，过分敏感以致想得太多、心情不愉快。这种现象影响到个人生活、工作时才属病态。

8. 错觉与幻觉　正常人在光线暗淡、期待及恐惧紧张等心理状态下可以出现错觉，如在很焦急地等待朋友时，可听到呼唤声、叩门声。持续或反复出现错觉要考虑脑器质性精神病的可能。

9. 自笑、自言自语和自恋　独处时自言自语，自笑自娱，但能自我控制，能选择场合，不影响工作，仍属正常现象。如果有明显自恋倾向，每天反复照镜子，但能自我控制，也属正常。如果表现频繁，不能自控，则要考虑属于精神疾病。

心理障碍是患有心理疾病，比心理亚健康更严重的病症，如自闭症、抑郁症、躁狂症等。精神病一般是指意识丧失或者是精神错乱的病症。心理亚健康如果不妥善处理可能会发展为心理障碍。

（三）　社会表现

1. 人际交往频率减低或人际关系紧张　如果准妈妈在日常生活中与家庭、单位和社会其他人群发生冲突，不能正确处理冲突，不能营造和谐与人相处的氛围，由于人际关系不和谐，个体不能很好地融入人群中，因此可能会出现孤独、冷漠、猜疑、自闭、行为偏离等表现，甚至减少或避免人际交往，可能诱发身心不适等症状。

2. 对社会角色适应能力差　一个女性往往承担着多重社会角色，如在家中是父母的女儿、丈夫的妻子、公婆的儿媳，未来又是孩子的母亲，在单位又是其他人的同事，在社会又是某一个职业角色等。而每个角色都有其相应的社会行为要求，众多角色可能会因为精力有限而出现冲突。如果不能自我良好调节，导致冲突明显，不能较好地承担相应的社会角色，工作、生活出现问题和困难，难以进行正常的社会交往，就会产生心理矛盾和冲突，进而也会出现身体生理异常表现等。

二、 亚健康就在我们身边

（一）　好发人群

什么人容易处于亚健康状态呢？一般地讲，工作环境紧张、工作压力比较大的人出现亚健康症状的机会较大。医学调查发现亚健康多发生于脑力劳动者，特别是高级知识分子、企业主管人员、白领阶层等。城市从事文员工作的女性、办公室白领女性及从事脑力劳动的女性发生亚健康的概率也较高；此外，饮食不规律，生活起居不规律，如经常熬夜，素体偏弱的人群也是亚健康常见人群。

（二）　孕前期、孕期和产后人群属于高发人群吗

爱美是女人的天性，但是美丽也是一个陷阱，很多女孩为了美养成了一些不健康的生活习惯，最后使自己的身体付出了代价，出现了亚健康。孕前期女性也正是爱美的年龄，因此也容易成为亚健康的高发人群。

让我们远离一些损害健康的爱美行为吧！①化妆品是女性必不可少的生活用品，目前市场上出售的化妆品无论多高档，也不可避免含有化学成分，不少女性把美容的希望寄托于化妆品上，从而造成对自己身体的损害。②减肥是很多女人热衷的。减肥茶、减肥餐、运动健身等各种各样的减肥措施令人眼花缭乱。还有的减肥者想速见成效，拼命节食，结果是体重减轻了，身体也垮了。③寒冷冬季里，一些爱美女性身着短裙，里面仅穿一条长筒丝袜，俨然一副夏天的打扮。这样的打扮确实时尚，但给健康埋下了隐患。穿裙子使膝盖的温度过低，膝关节的关节软骨代谢能力减弱，免疫能力降低，造成关节软骨损害，形成关节炎，引起膝关节肿胀和膝关节滑囊炎。④有些追求身材完美的女性经常穿着又小又紧的内裤，这样会影响血液循环，使局部肌肉因为不透气、汗渍而发炎。其他，如长久看电脑和手机造成的对颈椎腰椎的损害，为了减肥不吃早餐导致的胃痛不适，过多食用冷饮使得寒伤体阳等。远离这些行为，也远离亚健康。

警惕孕期和产后女性的亚健康：孕期女性，自身需要合成大量胎儿需要的营养物质，为分娩消耗及产后乳汁分泌储备所需物质，代谢十分旺盛，身体各系统负担加重，心理情绪也发生了很大的变化，容易出现亚健康现象。产后女性因分娩耗伤气血，身体虚弱，机体处于修复状态，如果因为感受外界病邪或者饮食调养不慎、睡眠不足，或者照顾婴儿劳累，或

者情绪受影响，也会容易出现亚健康现象。

三、 是我们自己引来了亚健康

生活中造成亚健康的祸端是什么？影响人类健康的不仅仅是细菌、病毒或是化学因素，还有环境、饮食生活习惯等因素；亚健康状态的形成与很多因素有关，比如遗传基因的影响、环境的污染、生活习惯不良、过度疲劳、心理因素刺激等。

（一） 自然环境因素

现代社会人们居住环境被污染的程度越来越严重，如空气污染、土壤污染、噪声污染、水污染、辐射污染等。这些污染因素不可避免地损害了我们的身体，使得机体处于亚健康状态。很多城市女性的工作环境存在以上污染问题，如商场销售人员，长期处在空气不流通的空间中；销售电器的售货员会受到噪声污染；办公室白领女性频繁地受到辐射污染。生活在农村的女性会因为环境中的土壤污染、水污染而使身体受到侵害。

（二）饮食因素

女性在饮食中常见的不良习惯有过度节食、偏食、饮食不规律、喜欢吃零食、饮食过于偏寒凉或者辛辣等。如果过度节食、偏食，直接造成营养摄入不足，使得身体较虚弱，气血不足，机体抵抗力下降，容易出现气虚、血虚；如果饮食不规律，如早餐不吃饭，或者胡乱吃一些，长期可造成胃肠功能的紊乱，出现胃胀、胃痛等问题；也有的女性生气郁闷后喜欢吃东西来排解不良情绪，这属于暴饮暴食现象，打乱了胃肠的规律，损伤了胃肠功能；更有甚者，一些女孩子喜欢吃冰淇淋、冷饮，有些喜欢吃麻辣烫、火锅等，经常吃这种过于偏寒偏热的食物，会造成身体内阴阳偏盛，破坏体内的阴阳平衡。

（三） 工作因素

很多二十几岁的女性朋友，因为想要获得事业上的成功，总是强迫自己无休止地工作。她们拒绝休假，公文包里塞满了要办的公文，如果要让她们停下来休息片刻，她们会认为是浪费时间。城市女性大多数属于脑力劳动过度而体力劳动缺乏的状态，如长时间地坐在办公室、电脑前工作，加班加点，造成过度劳累而损耗身体；甚至工作的时间过多地占用了休息的时间而严重缺乏睡眠，从而造成亚健康；农村的女性健康意识较为淡薄，不能有意识地做到劳逸结合，或是长久持续劳动，或是随着生活条件的改善变得懒于劳动，很少主动选择一些锻炼项目来改善自己的健康状况。

（四）　心理因素

天有不测风云，人有旦夕祸福。每个人在生活中都会遇到一些不良情绪，引起心理失衡，这也是常常引起我们亚健康的原因。女性属于情感丰富的人群，在生活中很容易造成情志的压抑，不能很直接地表达自己的情绪、要求和感觉。由此造成过度的忧郁、思虑甚至担心、焦虑、惊恐等情绪，从而损伤身体各器官，导致脏腑功能低下，气血运行不畅，经络阻滞不通，进一步表现出亚健康的症状。如喜爱思虑的女性，会常常出现食欲不佳、腹胀、便溏等身体不适的亚健康状态；情绪悲愤压抑的女性会出现乳房胀满、痛经的症状；容易生气发怒的女性会出现头痛、眩晕、胃痛甚至昏厥的症状；而处于焦虑、担心、惊恐状态的女性会出现失眠、早有白发、掉发明显、记忆力减退等问题。

（五）　是否拥有健康的性生活

性生活是婚后家庭生活中的重要组成部分，健康和谐的性生活会给家庭增添幸福，反之则可能给家庭带来困惑。不少女性认为性生活是以男性为主，而自己只是配合对方，渐渐对性生活失去兴趣，甚至产生厌恶情绪，这样就会造成夫妻感情不和谐，影响彼此身心健康。事实上，无论丈夫还是妻子，对于性的要求都是平等的。性生活的和谐和美满，需要双方真诚沟通和耐心培养。即使性生活出现问题也要正确处理，不可操之过急，或互相推诿指责，必要时可找医生进行指导。

四、　逆流挽舟——从亚健康转向健康

怎样走出亚健康状态，预防疾病发生，尽可能使身体保持健康状态呢？

生育期是女性一生中的黄金时期，女性在妊娠期间，由于生理上的一系列变化，会出现这样或那样的反应。这些反应除个别严重者需要就医外，大多数不会造成严重危害，有相当一部分属于亚健康状态，需要引起足够的重视。正常的生理调节、心理调节，以及合理的营养和医疗保健，就是孕前期和孕期女性的保健内容，也是对付亚健康的有力武器。

（一） 应对孕期常见的身体亚健康症状

1. 牙龈炎　妊娠期由于大量雌激素的作用，孕妇牙龈增生肥厚充血、水肿，容易引起牙龈炎，在早晨刷牙时易出现牙龈出血。孕妇应注意口腔卫生，餐后用水冲洗口腔，刷牙动作轻柔，并适当服用维生素 C。

2. 消化不良　由于受激素影响，胃肠道蠕动减弱，孕妇易出现上腹部饱胀感；胃液分泌减少，易引起消化功能减退。怀孕中晚期，由于胃部受压及胃上口肌肉松弛，胃内酸性内容物逆流至食管下部，产生烧心感。孕妇要注意不可饱餐，宜少食多餐，可服用酵母片 2 ~ 3 片，每天 3 次；或在医生指导下服用健脾类中药等。

3. 便秘和痔疮　孕期肠蠕动减少，粪便在肠中滞留时间长而干结；再加上增大的子宫及胎儿对直肠的压迫，常引起便秘及排便困难，也易发生痔疮。这些症状一般在分娩后减轻或消失。预防这些症状出现，需要少食辛辣食物，并适当运动。便秘严重者可使用开塞露。饮食上首选能促进肠蠕动的食物，如香蕉、蜂蜜、果酱、麦芽糖等；其次选择含纤维多的食物，如玉米、小麦和各种蔬菜（豆芽、韭菜、油菜、茼蒿、芹菜、荠菜、蘑菇等）；多吃各种水果，如香蕉、草莓、梅子、梨、无花果、甜瓜；也可选择有利于润肠通便的食物，如核桃、芝麻、腰果仁等。

不妨用下列食疗方法促进排便，改善便秘吧。

（1）三仁茶：甜杏仁 15 ~ 20 克（浸泡去皮），桃仁 15 克，黑芝麻 20 克，放入研钵中磨碎，加适量水入锅煮，煮好后用砂糖调味，即可食用。

（2）决明子茶：决明子 3 ~ 6 克，泡水代茶饮，可避免便秘。

（3）番薯粥：番薯 50 ~ 100 克，小米 50 克。番薯洗净去皮，切成薄的小块，淘净小米，同入锅中，加清水适量，先武火后文火煮熟。

（4）无花果粥：无花果50克、粳米50～100克。先将米加水煮沸，然后放入无花果煮成粥。服时加适量蜂蜜和砂糖。适用于孕期便秘兼有痔疮者。

4. 鼻炎、流鼻血、多汗　怀孕后内分泌变化引起鼻腔黏膜血管的收缩扩张功能紊乱，鼻黏膜充血、肿胀而出现炎症。妊娠期鼻血是激素引起鼻黏膜血管扩张、血管壁破坏、凝血功能下降所致。妊娠期多汗是因为激素增加，并且母体代谢增高，皮肤血流量增加而使出汗增多。这些表现一般无须治疗，分娩后基本可以消失。

（二）　缓解心理亚健康

孕前期和孕期女性心理问题主要表现在怀孕前压力较大：怀孕初期害羞、怕见人，思想负担较重，由于身体负担加重带来的精神疲劳、烦躁、抑郁等；胎儿发育给孕妇带来的行动不便导致孕妇易烦躁、发脾气，迁怒于家人，甚至会产生对夫妻感情的怀疑与恐惧心理。孕妇的情绪状态对胎儿发育有很大的影响，情绪困扰的孕妇往往在妊娠期和分娩期有许多临床反应，严重焦虑的孕妇经常伴有恶性妊娠呕吐，可能导致流产、早产、产程延长和难产等。

诚挚的爱情、夫妻恩爱、感情融洽和家庭和睦，是心理健康的良药。对于孕妇而言，丈夫的关怀和理解能很好地缓解妊娠过程中出现的不良情绪和紧张压力。在夫妻恩爱、家庭气氛和谐的状态下，受精卵会"安逸"地在子宫内发育成长，孕育出的孩子就会聪明、健康。

定期的产前检查是保证母子平安的重要措施，也是稳定孕妇紧张情绪的措施。适当学习和掌握一些关于妊娠、分娩和胎儿在宫内生长发育的孕育知识，了解怀孕过程中出现的某些生理现象，如早期的妊娠反应、中期的胎动、晚期的妊娠水肿等。一旦出现这些生理现象，能够正确对待，泰然处之，避免不必要的紧张和恐慌。

孕期女性自身应乐观，学会宽容理解，注意调整和控制孕期出现的不良情绪，相信"天下没有不可了结的事"。感觉忧愁时，要选择一些轻松愉悦的环境和活动，与家人、朋友谈谈，进行排遣；情绪低落时，要及时转移自己的注意力，自我娱乐。恐惧时要寻求家人和朋友的支持、帮助，共同面对困难；空虚时要找些事情做，培养一些自己的爱好如养花、针织、读书等，可多散步，听一些轻松、欢快的音乐；郁闷时可以同邻居家的小孩一起玩，因小孩天真烂漫，和他们在一起，会被他们的童心所感染，从而放松和转移自己的情绪；尽量使自己做到心理平衡、心态平和、情绪平稳。当自己的不良情绪无法控制或影响到正常生活时，可以去看心理医生，让心理医生给予帮助。

（三） 让性生活和谐快乐

新婚之夜夫妻的结合，两人难免会有些紧张和恐惧，女方会更明显些，因此，男方要体贴、关怀、爱护女方，双方要互相照顾。初次性交，处女膜破裂，给女方带来轻微疼痛，并出现少量出血，这就要求男方的动作要轻柔一些。粗暴的性交，会给女方带来精神上不快和肉体痛苦。偶见严重者，可造成会阴和阴道裂伤出血，需要立即就医，予以止血。第一次性交后，因处女膜有伤口，最好隔几天待裂伤愈合后，再进行性交。新婚后性欲比较强烈，性生活要求或欲望比较强烈和迫切，应注意节制。一般健康的青年男女在婚后早期，每周可性交 3~4 次，要根据个人情况而定。每次性生活前后，都要求男女双方清洗外阴，这样能预防生殖道炎症和泌尿系感染。必要时可用高锰酸钾溶液（1:5 000）或洁尔阴稀释液坐浴，效果会更好。月经期要禁止性生活，否则盆腔充血，月经量增多，会引起生殖器炎症。

（四） 借助中医优势

中医学虽无亚健康一词，但有对亚健康状态的防治思想。在有效干预亚健康状态方面形成了心理治疗、针灸、气功、导引、食疗、药物治疗、音乐疗法等多种方法，并用天人合一思想、阴阳平衡思想来调理亚健康状态。中医从养生角度，让人们通过四季调养、饮食调养、情志调养、起居运动调养、药物调养等，改善身体失衡，使人们远离亚健康。

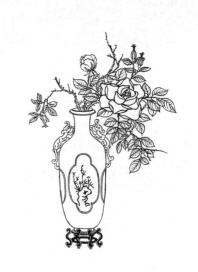

第二章

懂得养生

第一节

情志养生

一、 好的心情才有好的准备

研究证实，夫妻双方在身体健康、情绪愉快时，身体里会产生大量有益于健康的酶、激素及乙酸胆碱等，可大大增加怀孕的机会。反之，如果夫妻双方处于精神紧张状态，或者感情不和睦、情绪不稳定，则不利于胎儿的形成，即使受孕，也不利于胎儿的生长。而且精神紧张、压力大等不良情绪可以影响神经系统和内分泌功能，影响精子、卵子的生成和活力，不利于受孕，也不利于优生优育。

准妈妈、准爸爸在怀孕之前就要做好准备，保持身体健康，同时也要保持良好的心态。每天减少压力，放松心情，保持阳光积极的心态迎接宝宝的到来。不良情绪的产生原因不仅是来自工作、生活上的压力，过于谨慎的孕前准备也是产生不良情绪的根源。因此，对于什么时间能怀孕，不能强求，要顺其自然。

二、 恬淡虚无， 病安从来

《黄帝内经》言"恬淡虚无，真气从之。精神内守，病安从来"，说的就是养生关键在于情志保养。不懂得对情志调养的人，难以达到健康的目的。

"恬淡虚无"就是要求人们对生活少一点欲望、淡泊名利，努力做到无忧无虑，在一些事情上不要一路走到黑、钻牛角尖，适当的时候要学会放下，使内心悠然自在，安静而舒适，这样人们的烦恼自然就少了。

"精神内守"就是面对压力时，应保持良好心态，尽自己最大努力就好，不要过于强求，要"知足常乐"，否则嫉妒之心就会占据整个心灵。现代研究表明人在嫉妒时，神经的兴奋性增强，血压就会升高，这种变化会导致人体免疫功能紊乱，抗病能力下降。因此，要求人们减少私心杂念，降低对名利和物质的追求，使内心保持清净。

三、　如何保持好心情

据调查，在怀孕期间，由于各种各样的原因，如孕早期呕吐、担心自己做错什么、担心胎儿发育是否正常等，准妈妈常常会出现焦虑、担心、忧愁等不良情绪。传统中医认为准妈妈七情的变化会影响胎儿出生后的性格。现代研究也表明，准妈妈怀孕期间的心情变化，不仅会影响自身状态，而且还对腹中胎儿的发育以及成年后的性格、心理素质有直接影响。如果准妈妈性格开朗、精神愉悦，孕育的宝宝情绪也比较开朗；如果准妈妈经常烦躁不安，那么，胎儿也会在腹中变得紧张不安，而且出生后容易发生神经功能紊乱，造成吐奶、哺乳困难、躁动不安、易哭闹等情况。胎儿在腹中能感受到准妈妈的一切情绪，因此，最好的胎教就是准妈妈在怀孕的过程中良好的心境和乐观的心态。

那么，如何改善准妈妈的不良情绪呢？

首先，准妈妈要改变认识，多为胎儿的生长发育考虑，胸怀要豁达一点，不要计较生活或工作中的小事；平时不想不愉快的人或事，也不要胡思乱想，不要有剧烈的情绪波动，让心情保持平静，给宝宝创造一个良好的环境。音乐可以有效地调整准妈妈的精神情绪。不同音乐的旋律、节奏、音色，可以发挥不同的作用。特别是节奏舒缓的轻柔音乐，对准妈妈和胎儿极有好处，准妈妈可以经常听听。

其次，准爸爸要给准妈妈更多的体贴和理解，使准妈妈感觉到家庭的幸福。对生男生女的问题，公公婆婆要同等对待，让儿媳妇放宽心，不要有心理负担。这样一来，准妈妈能够长期处于一种和谐而愉快的气氛中，非常有利于准妈妈情绪的改善。

再次，准爸爸要多花点时间陪伴准妈妈，学会理解准妈妈由于怀孕带来的不适。陪准妈妈聊聊日常生活中开心的事情，恋爱时的美好回忆，想象一下宝宝出生后的场面，这一切是多么的幸福；或陪准妈妈散步、逛超市等，和准妈妈一起感受孕育新生命过程中的点点滴滴。

为了宝宝的健康，准妈妈要注意情志养生保健，保持良好的精神状态，避免情绪的大起大落。多接触美好的事物，每天保持一份好心情。

第二节

饮食养生

一、吃是一门科学

俗话说"民以食为天"，说到吃，大家都认为这是很简单的事情。从婴儿呱呱落地，就会吃奶，吃是人类的一种本能，怎么会和科学不科学扯上关系呢？在物质贫乏的年代，吃饭是为了填饱肚子，为了生存，而现在，人们物质生活丰富，各类食品应有尽有。但随着物质的丰富，现代人的各种"富贵病"也随之而来，如高血压、高血脂、糖尿病等。现在人们反而不知道吃什么好、怎么吃了。

二、 饮食有节——古人的叮嘱

人们应该吃什么？早在《黄帝内经》中就提出："五谷为养，五果为助，五畜为益，五菜为充，气味合而服之，以补益精气。此五者，有辛酸甘苦咸，各有所利。"其中谷物能够补养五脏之真气；果实能佐助五谷，使营养平衡；肉类能增进健康，弥补素食中蛋白质和脂肪的不足；蔬菜能够补充人体所需的维生素，而丰富的膳食纤维能够疏通壅滞，使大便畅通。从这里，我们可以认识到古人也讲究饮食的多样化和营养的均衡。

对于应该如何吃，古人提出应当"饮食有节"。而现代研究也发现，饮食失节是导致疾病发生的一个重要因素。怎么才算是饮食有节呢？饮食有节是说饮食要定时、适量、有规律，不要过饥、过饱、暴饮暴食等。《黄帝内经》认为："饮食自倍，肠胃乃伤。"就是说长时间饮食没有节制，没有规律，必然会对胃肠道等消化器官造成伤害。现代人由于生活节奏的加快，吃饭比较随意，不注重饮食的质量，而且饥一顿，饱一顿，或者口味有偏好（如喜吃过咸或过辣的食物），长期如此，必然会导致食源性疾病的增多，如胃肠道疾病、心血管疾病等。

饮食要"饥饱适中"，就是达到不感觉饿，也不感觉撑的时候就刚刚好。"一日三餐，食之有时"，即该吃饭的时候，一定要及时吃饭，不到该吃饭的时候，就不要吃东西。这样才可以保证消化、吸收正常地进行，脾胃活动能够协调配合，有张有弛。那些好吃零食的人，到了该吃饭的时候，常会没有饥饿感，勉强塞进些食物，也不觉有何滋味，而且难以消化。古人提出"早餐吃好，午餐吃饱，晚餐吃少"，因为一日之中，机体的阴阳有盛有衰，白天时阳旺，人们活动量大，消耗多，故食量可稍多；而夜暮阳衰阴盛，人们活动量小，消耗少，而且很快就要入睡，所以应该少吃为好。

三、 准妈妈应该怎么吃

准妈妈的饮食不应千篇一律，应根据胎儿的生长发育需要，采取"因时择食"。就是说准妈妈怀孕后应该根据自己的妊娠月份、时间，随时更换食谱，并且随着季节、节气变化调整自己的饮食。而且准妈妈的饮食要全面，富含各种营养物质，搭配要合理，既不能缺少，也不能过剩。因为营养不良会导致胎儿发育迟缓或流产，而营养过剩也可能导致胎儿巨大及各种并发症，造成难产。同时注意饮食多样化，粗细搭配，荤素搭配，既不偏食，也不挑食。

四、 如何选择孕期饮食

（一） 饮食的逐月调整

我们可以按照准妈妈怀孕月份的不同提供相应的饮食。

怀孕第一个月时，胚胎刚刚形成，此时应当选取富有营养的食物，并且要煮熟、煮透，口味以酸味为主。因为准妈妈多喜欢吃酸味的食物，而中医学认为，酸味入肝，能补肝养血以养胎儿。辛辣腥臊的食物，如鱼类、海鲜等宜少吃或不吃，以免影响胎气。现代研究认为，准妈妈在怀孕之后，代谢增加，需要储存大量的脂肪供给胎儿，因此需要大量的热量。人体热量的来源主要有两种，碳水化合物和脂肪。碳水化合物包括米、面、玉米、山药、土豆等，脂肪包括豆油、花生油、芝麻油等植物油和动物脂肪。为满足胎儿大脑发育和器官形成，准妈妈还应当每天吃一些富含优质蛋白质的食品，如牛奶、鸡蛋、鱼类、坚果、豆类等。怀孕时对维生素的需要量增多，应在饮食中增加摄入量。对人体影响较大的维生素主要有维生素 A、B、C、D、E、K，但其中脂溶性维生素（A、D、E、K）摄入过多可能发生中毒，反而对胎儿不利，因此应注意适量摄入。另外，叶酸是胎儿中枢神经系统发育所必需的维生素，尤其在怀孕初的数周内，准妈妈应每天摄入足量的叶酸，这对于防止胎儿神经血管畸形、早产等有重

口渴才喝水。常吃鱼类可延长孕期，防止早产。其中鲤鱼清热解毒、利水消肿、通乳、滋补健胃，对准妈妈防止妊娠水肿、胎动频繁有不错的效果。在孕期最后两个月，可增加一些有助分娩的食物，如含有微量元素锌的食物，多吃猪肝、猪肾、瘦肉、紫菜、黄豆、绿豆、蚕豆、牡蛎等。

（二） 简单适用的食疗方

针对怀孕期间常见的妊娠呕吐、贫血、水肿、感冒等，这里介绍一些食疗方。

止呕和胃的食疗方：甘蔗汁 120 毫升，加 10 毫升生姜汁，或苹果汁 60 毫升或柠檬汁 10 毫升，蜂蜜 1 茶匙，加水 100 毫升，口服。或生吃柚子 100 克。

贫血的食疗方：煮排骨汤时加黑豆 100 克和红枣 10 枚；或者党参 30 克、龙眼肉 10 克和红枣 10 枚，煮水当茶饮；或者西洋参 3 克炖瘦肉（猪肉、牛肉）100 克。也可多吃芥蓝、菠菜、芝麻、白木耳、嫩椰子水和椰肉，以及豆类食物。

水肿的食疗方：可以用高丽参 3 克炖燕窝；或者白木耳炖山药和龙眼肉；或者海参烩香菇瘦肉。也可多服用下列食物：

冬瓜鲤鱼汤——冬瓜 500 克，鲤鱼 1 条，加水共煮，加少许盐，食鱼饮汤。

黄花鱼汤 ——黄花鱼 100～200 克，大蒜 20～30 克，鱼切段，大蒜切片后加水共煮，食鱼饮汤。

赤豆鲫鱼汤——赤豆 50～100 克，鲫鱼 1 条，加水煮料后食用。

清蒸砂仁鲫鱼——砂仁 10 克，甘草 3～6 克，放入已经洗净的鲫鱼肚子内，加调料，清蒸至烂后食用。

清炒黄瓜——黄瓜 150～200 克，生油 15～20 克，将黄瓜洗净后，切段，热油速炒，熟透后食用。

孕早期感冒的食疗方：

萝卜白菜汤——用白菜心 200 克，白萝卜 100 克，加水煎好后放红糖

20～30 克，吃菜饮汤。

姜片橘皮茶——橘皮、生姜各约 15 克，加水煎，饮时加红糖 10～15 克。

姜糖饮——生姜片 15 克，3 厘米长的葱白 3 段，加水 50 克煮沸加红糖，趁热服用，然后盖被出微汗，最好能够睡上一觉，有助于降低体温、缓解头痛。

葱豉汤——连须葱白 30 克，淡豆豉 10 克，生姜 3 片，加水 500 克煮沸，热服，盖被出汗。

孕期咳嗽咽痛：

雪梨煲——雪梨洗净，连皮切碎，加冰糖，用砂煲或瓦煲隔水蒸。

杭菊糖茶——杭白菊 30 克，白糖适量，加适量开水浸泡，代茶饮。

荸荠水——荸荠数个，冰糖适量，加水同煮，吃荸荠饮汤。

（三） 产后常用的食疗方

产后便秘：黑芝麻 50～100 克，核桃仁 30～60 克，蜂蜜 50 克。先将芝麻、核桃仁捣烂成糊，煮熟后加入蜂蜜，分 2 次，1 天内服完。

产后腹痛：适用于腹部冷痛。当归、生姜各 100 克，瘦羊肉 2 斤。将当归、生姜用纱布包好，羊肉切成小块，入大料、桂皮少许调味。文火焖煮至羊肉烂熟，去药渣，食肉喝汤，每天 2 次。

恶露不止：产后 3～5 周，阴道内仍有暗红色血性分泌物排出，时多时少，称为产后恶露不止。食疗用鸭蛋 1 个、苏木 10 克加水煎煮，去药渣，食蛋饮汤，早晚各 1 次。

产后缺乳：穿山甲 10～20 克，猪蹄 1 只，将猪蹄切成两半，同穿山甲一并加水同煮，用旺火炖至猪蹄熟透后，吃肉喝汤；或猪蹄 1 只，黄酒 60 毫升，将猪蹄切成两半，加水适量，用旺火煮至猪蹄熟透后加入黄酒服食；或猪蹄 1 只、葱白 2 段、豆腐 60 克、黄酒 30 毫升，猪蹄、葱白、豆腐加水适量同煮，用文火炖半小时，后加入黄酒调服；或者王不留行子 15 克，当归 10 克，猪蹄 1 只，王不留行子、当归用纱包好，同猪蹄一齐下锅，待熟后吃肉喝汤。上述食疗方法均具有通乳作用。

产后出汗：黄芪 15~20 克，羊肉 50~100 克，怀山药 15 克。将羊肉用沸水稍煮片刻，捞出后即用冷水浸泡以除膻味；用砂锅将水煮开，放入羊肉和 2 味药同煮汤。食时调好味，可饮汤吃肉。或者黄芪 50 克，羊肚 1 个，黑豆 50 克，将羊肚剖洗干净，切为细丝，每 100 克羊肚与黑豆、黄芪共煮为粥，日服 2 次。

（四） 孕期不宜多吃的食物

有些食物，在怀孕时期吃得太多会对胎儿产生不利影响，应适当节制。

1. 辛辣热性作料　辣椒、花椒、胡椒、小茴香、八角、桂皮、五香粉等容易消耗肠道水分而使胃肠分泌减少，造成准妈妈胃痛、痔疮、便秘，应少吃。山楂对子宫有兴奋作用，过量食用可使子宫收缩导致流产，所以要少吃。

2. 有兴奋作用的饮食　准妈妈如果食用大量含咖啡因的饮料和食品，会出现恶心、呕吐、头痛、心跳加快等症状；咖啡因还会通过胎盘进入胎儿体内，影响胎儿发育。茶叶含有较丰富的咖啡因，饮茶将使准妈妈的心跳速度加快，增加其心、肾负担，不利于胎儿的健康发育。若饮酒，则酒中的乙醇通过胎盘进入胎儿体内，直接对胎儿产生毒害作用，不仅使胎儿发育缓慢，而且可造成某些器官的畸形与缺陷，如小头、小眼、下巴短、脑扁平窄小、身子短，甚至发生心脏和四肢的畸形。

3. 味精　味精是很普通的调味品，但准妈妈要注意少吃或不吃。味精主要成分是谷氨酸钠，血液中的锌与谷氨酸钠结合后从尿中排出，因此，味精摄入过多会消耗大量锌，不利于胎儿神经系统发育。

4. 含有添加剂的食品　罐头食品含有添加剂，是导致畸胎和流产的危险因素。油条在制作过程中添加的明矾，是一种含铝的无机物，铝可通过胎盘侵入胎儿大脑影响胎儿智力的发育，应当忌口。

5. 温热补品　怀孕时期准妈妈血液循环增加，血管扩张，心脏负担加重，容易造成水肿、高血压等病症。另外准妈妈胃酸分泌量减少，会出现食欲缺乏、胃部胀气、便秘等现象。在这种情况下，如果准妈妈经常服用温热性的补品，比如人参、鹿茸、鹿角胶、桂圆、荔枝等，会加剧孕吐、水肿、高血压、便秘等症状，甚至发生流产或死胎等。

第三节

起居养生

起居是指日常生活。起居养生就是指人的日常生活要有一定规律，包括作息时间、劳逸适度等，并和自然规律一致。这也是强身健体、延年益寿需要遵循的重要原则。

一、动静调养

有人说"生命在于运动"，有人认为"生命在于静止"，我们应该怎样选择呢？中医认为"气血极欲动，精神极欲静"。就是说人的身体要动，锻炼能使身体气血畅通；精神则需要保持静。动静结合，才是养生保健、健身防病的大法。

动要适量，不可过度剧烈，并要持之以恒。太极拳、易筋经、华佗五禽戏、八段锦等就是很好的健身运动。这些健身运动可以使人体气机通畅、气血调和、关节灵活，筋骨舒展，有利于提高人体的免疫力，增强机体的抗病能力。

所谓静，指精神、情志上的清静及内心的安宁。即精神安闲清静，情志舒畅，性格开朗、豁达，胸怀宽阔，不要发怒、生气，并且要保持这种良好的心态。最能体现静的运动就是气功。气功通过一定的体态姿势、特定的呼吸方法和意念活动，在静的状态下，对人体内部进行调节，达到健康的目的。

二、 准妈妈需要多休息吗

怀孕期间，准妈妈时常会感觉自己精神不佳，容易疲乏，想睡觉。长辈们会告诉准妈妈要多休息，对自己和胎儿都有好处。

怀孕时应该多休息还是少休息？怀孕时由于准妈妈生理上的变化，会比平时容易产生疲乏感，因此怀孕期间准妈妈的睡眠要比平时多1小时左右，一般在8~9小时，不少于8小时；条件允许还可以增加1小时的午睡时间，但不要超过2小时，否则会影响晚上的睡眠。准妈妈应缩短持续工作的时间，适当增加休息次数，千万不要等到感觉疲乏时才休息，同时尽量不要值夜班或熬夜，要牢记：充足的睡眠是准妈妈和胎儿的健康保障。

三、 劳逸结合——准妈妈精力充沛的秘诀

一般说来，准妈妈不可过于劳累，以免损伤胎气，引起流产或早产；也不可过于安逸，以免出现气血凝滞、流通不畅，不利于胎儿的成长和分娩；应当劳逸结合。在怀孕初期，即第1~3个月，应适当静养，不可过于劳累，以稳固胎儿，防止早产。怀孕中期，即第4~7个月，可增加一些活动量，如散步、爬楼梯等，以促进气血运行，满足胎儿迅速生长的需要。怀孕后期适合做较轻的工作。体力劳动者，适当增加工作时休息的次数，不值夜班；脑力劳动者，适时安排时间用于精神放松，缓解紧张的情绪。怀孕晚期，又要以静养为主，可以安排一定时间进行散步等简单活动。分娩前两周应停止工作。

四、 学会正确休息和活动

（一） 准妈妈如何休息更有益养生

睡觉是最好的休息方式。那么怎样睡觉对准妈妈和胎儿更好呢？正确的睡觉姿势对准妈妈和胎儿很重要。

孕早期子宫增大不是很明显，准妈妈可以随意睡觉；怀孕中期，子宫增大后准妈妈最好采取左侧卧位，不要仰卧。仰卧时胎儿重心较高，逐渐增大的子宫会对脊柱和背部血管压迫，导致子宫供血减少，不利于胎儿生长；同时准妈妈也会感到身体不适，甚至出现头晕、胸闷等情况，还可能影响到肾脏的血液供应，出现尿量减少，不利于有毒物质的排出，有的还会出现妊娠高血压。怀孕后期，增大的子宫逐渐占据大部分的腹部及盆腔，左侧卧位睡觉是准妈妈最佳睡眠姿势。此外，准妈妈在睡觉时可以把脚部抬高，这样有利于缓解双脚的压力，也可以对小腿做适当的按摩，以缓解疲劳。最好不要睡太软的床，太软的床容易导致脊柱位置失常，不利于准妈妈翻身，也容易压迫血管，对准妈妈和胎儿的健康不利；如果床太硬睡着不舒服，可在床上铺棉垫，软硬适度即可。

当然，休息并不意味着一定要睡觉，睡觉只是休息的一种形式。准妈妈可以根据自己的喜好，选择自己喜爱的休息形式。例如，从繁忙紧张的劳动中解脱出来，适当参加一些娱乐活动，听音乐、聊天、看戏、下棋、散步、观景、钓鱼、赋诗、作画等，都可使身体逐渐放松，心情保持清静自然。

（二） 准妈妈如何活动更有益养生

一般来说，准妈妈可以照常工作或劳动。可以做一些轻活，如家务活，但不要做重活、常需弯腰的活，也不要蹲太久，以免引起流产或早产。准妈妈还可以适当户外活动，如散步、游泳、逛街等，有助于消化和睡眠。怀孕四个月后，应避免剧烈运动，如跑步、打球、骑马等，避免过度疲劳，以及从事长时间保持坐或立的工作。

第四节

运动养生

中国许多传统的体育运动，通过活动筋骨、调节气息、静心宁神来疏通气血、调和脏腑，可以达到增强体质、延缓衰老、益寿延年的目的。

一、 准妈妈能运动吗

在传统观念中，一旦怀孕就成了家中的重点保护对象，不要说运动健身，连正常的工作和家务活基本上是能免则免，这叫"养胎"。现代研究认为，准妈妈进行运动健身对自身和胎儿是非常有益的。因为适宜的运动不仅有利于准妈妈的身心健康，而且有利于胎儿的健康。

（一） 运动对妈妈的好处

在怀孕前适当的运动有助于改善准妈妈的身体状况，帮助其提高体质，增加怀孕的机会；怀孕期间适当运动能增强准妈妈身体的柔韧性和肌肉的力量，帮助准妈妈承受由于怀孕带来的种种负担，并逐渐适应妊娠和分娩的需要，还可以消耗多余的热量，以免体重增加过多。

适当的运动能调节神经，改善睡眠，缓解紧张情绪，增强心肺功能，促进血液循环，有助于消除疲劳，缓解或减轻准妈妈腰酸背疼及下肢水肿等症状。适当的运动能促进肠胃蠕动，增强准妈妈的消化和吸收功能，有助于为胎儿提供充足的营养，还可防止便秘和静脉曲张；还有助于改善准妈妈的心情，让准妈妈保持精神振奋和心情舒畅。

室外活动时，准妈妈呼吸新鲜空气，沐浴充足的阳光，有利于身体对钙和磷的吸收利用，有助于胎儿的骨骼发育，并能增强准妈妈的骨骼力量，防止准妈妈发生骨质软化症。

在运动中，准妈妈的腹肌、腰背肌肉和骨盆肌肉等受到了锻炼，增强了它们的力量和弹性，这为准妈妈的顺利分娩创造了条件，有助于增加分娩时的持久力，缩短分娩时间，使分娩更容易，更轻松，并减少出现产道撕裂和产后出血的情况。运动锻炼能够减少准妈妈身体脂肪的堆积，有利于准妈妈在产后的恢复。

（二） 运动对胎儿的好处

运动锻炼可促进血液循环，提高血液中氧的含量，有助于胎儿获得充足的氧；可加速胎儿的新陈代谢，刺激胎儿大脑、感觉器官、循环和呼吸功能的发育，利于胎儿的成长。适度运动可以提高准妈妈的抗病能力，也有利于增强胎儿的免疫力。运动锻炼中，准妈妈的身体内会释放大量的肾上腺素，让胎儿的情绪活跃，释放的内啡肽也使胎儿感觉良好，锻炼时的摇晃对胎儿起到安抚和按摩作用。

二、 准妈妈有哪些适宜的运动方式

散步是准妈妈首选的运动项目。散步可以锻炼腹肌、腿部肌肉和臀部肌肉，增强心肺功能。散步的地点可选在空气清新、安宁、环境优美的环境；时间可安排在风和日丽的早晨，或者是茶余饭后的闲暇时光。准妈妈一边晒太阳一边散步，心情会变得格外开朗。生活在城市中心的准妈妈，可到野外或公园走走，那里空气好，可为准妈妈提供充足的氧，利于消除疲劳，使准妈妈精神倍增，同时腹中胎儿血氧增加，有利于胎儿优生。散步会让准妈妈获得愉快的心情、乐观的心态，这本身也是一种很好的胎教。散步的次数最好每天 2 次，每次半小时到一小时左右。

运动学家把爬楼梯比作为"垂直的登山运动"，也是一项简单易行的运动形式。每天爬几次楼梯，可增强心血管系统功能，增加肺活量，增强腰背和腿部肌肉的力量，有利于准妈妈盆腔关节的锻炼和盆底肌肉弹性的增加，对于自然生产有辅助作用。面对现在越来越多的高楼，爬楼梯可以达到节省时间和健身的目的，可以说是"一箭双雕"。

游泳可以改善准妈妈的心肺功能，增加身体的柔韧性，增强体力，是一种非常适合的运动。尤其是夏日，一次愉悦的游泳不仅能给身体降温，还能调养心情，减轻妊娠反应，对胎儿神经系统发育有很大帮助。仰泳是准妈妈适合的姿势。仰泳时准妈妈在水中漂浮，可以缓解腰痛，减轻关节的负荷，消除瘀血、水肿和静脉曲张等问题。游泳时可以行走、划水、抬腿，动作要轻柔，不宜有剧烈的动作，避免劳累。最佳的游泳时间是在怀孕中期，此时胎儿较稳定。游泳不适合怀孕早期和晚期的准妈妈，怀孕早期胎儿着床情况不稳定；怀孕晚期，为了避免羊水早破和感染，应停止游泳。

体操是准妈妈可选择的优质有氧运动，怀孕3个月起可以坚持每天做孕妇体操。孕妇体操应选择节奏舒缓的动作，最好能活动全身关节和身体的大肌肉群，以减少局部肌肉疲劳，保持充沛的精力和活力。怀孕后期坚持锻炼可使腰部与盆底肌肉得到锻炼，增加胎盘供血，有利于自然分娩。

骑自行车是一项较好的孕妇有氧运动项目。骑车时车座要选择柔软的，可起到缓冲作用，避免剧烈的震动；速度可减慢，防止下肢劳累造成盆腔充血；要适当控制运动时间，不可太长；注意安全。

孕妇瑜伽可以帮助准妈妈进行自我调节，保持身心运动时间健康。准妈妈通过练习瑜伽，有利于增强体质和肌肉张力，提高身体的柔韧性和灵活度，有利于改善睡眠。同时瑜伽还对身体内部各器官起到一定的按摩作用。准妈妈可以从怀孕的第4个月开始练习。练习时穿宽松的衣服，动作上要循序渐进，如感觉不适（眩晕、恶心等），应及时停止，进行休息。发生腹痛和阴道出血等严重情况时，应及时就医。

慢跑和快步走能有效地消耗身体热量、燃烧体内多余脂肪，是孕期准妈妈控制体重的好方法。慢跑前准妈妈应换上宽松舒适的衣服，做好准备活动。在运动时，如果出现不舒服的状况，随时可以停下来休息，慢跑时间因人而异，以身体不感觉劳累为准。地点尽量选择宽敞、空气新鲜的地方。

在怀孕的后期，大部分准妈妈会感觉到自己的反应能力不如以前了，行动变得比怀孕前笨拙了。此时，准妈妈可以选择做手指健脑操，简单易行。挤压：手完全张开，用大拇指指尖依次与食指、中指、无名指、小指的指尖接触，进行挤压，而后伸直。双手可同时练习，重复 3 遍。关闭：手指微微张开，弯曲拇指，尽量触及掌心最远处，而后伸直。双手同时重复 30 次。弯曲：手指全部张开，拇指弯曲，触及掌心，然后迅速伸直，反复如此，连续做 30 次。按摩：拇指与食指在指正面及反面按摩，每次用力要均匀，每个手指做 10 次。

准妈妈在怀孕后期，常会腰背疼。这是怀孕后准妈妈将身体后倾，加重了腰背部负担造成的。可以做以下练习来缓解腰背疼痛：站直，两脚脚尖朝前，双脚分开与肩同宽，双手放在两侧腰部做深吸气；呼气时，双手支撑腰背部，身体后倾，使腰背部呈拱形，反复 10 次。或者仰卧在床上或地板上，双手放在身体两侧，两腿弯曲，两脚底部着地，收缩腹部和臀部肌肉，将骨盆向上抬起，然后将腰背部轻压地板，放松，反复 10 次。

呼吸练习也可以帮助准妈妈全身放松和保持安静，特别有助于在分娩过程中配合子宫收缩，缩短生产时间，有利于胎儿的顺利生产。在怀孕后期，准妈妈最好经常进行这种练习。浅呼吸：孕妇最好坐在地板上，双腿在身前交叉，腰背挺直，用口呼气吸气。深呼吸：双腿在身前交叉，以舒适的姿势坐在地板上，腰背挺直，用鼻深吸气，缓慢呼出，重复练习。吹气球：这是分娩呼吸法中很重要的一项，练习彻底地呼气。平时可以准备一些气球，没事的时候用力吹气球，直到感觉肺部的空气全部被呼出，然后持续几秒，再用鼻子做深呼吸。

准妈妈适合选择何种运动，都要根据个人的身体状况而定，不能一概而论。如果准妈妈怀孕前就一直有锻炼的习惯，在孕期可以继续选择锻炼，一定要循序渐进。

三、 运动禁忌

（一） 不适合准妈妈的运动

准妈妈要避免不适合的运动方式，如滑水、轻装潜水，这些运动对准妈妈有较大的危险，尤其是潜水很容易使孕妇处于缺氧状态，导致胎儿畸形。羽毛球、篮球等运动需要跳跃和爆发力，有时还会发生碰撞，不利于准妈妈养胎。骑马的震动较大，对胎儿不利。其他运动，如跳跃、负重运动、滑雪、滑冰等都不适合准妈妈参与。在准妈妈腹部隆起明显后，禁止做仰卧运动。

（二） 运动要做的安全保障

在运动前准妈妈务必做好热身运动。充分的热身运动，可有效避免运动过程中肌肉、关节的拉伤。穿运动专用服装，吸汗散热，可避免出汗给皮肤带来的不适；有弹性的运动服装也有利于身体的活动及伸展。

运动强度要适度。运动时心跳速率需控制在每分钟 140 次以内，若是超过此范围，会影响到胎儿的供血状态。运动的时间不宜过长。准妈妈需要每隔 15 分钟就稍做休息，即使不感觉劳累也必须在稍休息过后再开始运动。这是因为准妈妈必须避免过度劳累与心动过速。另外，准妈妈应避免在天气炎热和闷热时做运动，防止中暑。

总之，准妈妈在运动期间不宜太疲惫，也不要运动到身体过热、大量出汗，运动的限度是以不累、轻松舒适为宜，运动期间要多喝水，避免脱水，但不要只喝白开水，最好补充一些果汁。

（三） 不适宜运动的准妈妈

对于有心脏病史，Ⅰ型糖尿病，无法控制的高血压，甲状腺疾病或肝病，有两次以上流产记录，有膜裂或早产症状，有子痫或妊娠高血压综合征、身体脂肪过少或有厌食症，以及多胎怀孕的准妈妈，不宜运动。

对于有早产的历史或子宫发育不良，贫血，过度肥胖，Ⅱ型糖尿病，怀孕前身体状况太差，服用会引起心输出量和血流量增加的药物，肺病，双胎怀孕 24 周后的准妈妈，运动要慎重，要有限制地参与，必要时需要咨询医生。

第五节

针灸推拿养生

利用针灸推拿进行保健强身，是中医养生法的特色之一。中医学认为人体表面分布着很多经络，疾病的产生和治愈，人体的生长与健康，都与经络有密切的关系。正如《黄帝内经》中提到的"十二经脉者，人之所以生，病之所以成，人之所以治，病之所以起"。针灸推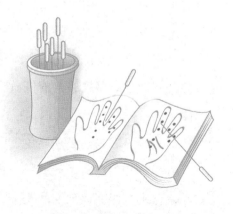拿养生保健涉及很多方面，如经络养生保健、养生保健灸、养生保健按摩等，通过疏通经络，调畅气血，调和阴阳，达到调整阴阳平衡，防治疾病和保健延寿的目的。

一、 准妈妈适用针灸和推拿吗

怀孕期间，随着胎儿成长，准妈妈的诸多不适不能通过服用药物来解决。此时，针灸推拿作为传统保健方法，能很好地解决准妈妈的燃眉之急。以下介绍几种适用于准妈妈的针灸推拿疗法。

（一）适合准妈妈的针灸疗法

1. 艾灸穴位可矫正胎位不正 有些准妈妈在怀孕30周以后，经产科检查发现胎儿在子宫内位置不正常，呈臀位或横位。假如不及时纠正，将给生产带来很大的困难。采用中医简便安全的艾灸方法，利用艾条灸至阴穴、三阴交穴各15~20分钟，每天1~2次。但此法不是怀孕的任何时期都适合，一般可用在怀孕的第7个月。

2. 针灸配合推拿改善妊娠恶阻 妊娠恶阻，就是怀孕期间出现的恶心、呕吐，影响到准妈妈的日常生活，严重时不得不接受引产。中医采用针刺与脾胃功能相关的穴位，配合推拿任脉、督脉、脾胃经等经脉的方法，能起到补养脾肾、调和脾胃、缓解呕吐的作用。如通过按摩内关穴可缓解孕期呕吐，具体方法是以大拇指指腹轻轻按揉手腕内侧，约横纹上方2寸（约三手指宽）的中心点。

（二）适合准妈妈的推拿疗法

1. 推拿可舒缓孕期压力 怀孕期间，适当的按摩可帮助准妈妈缓解腰背部疼痛和肌肉僵直，改善血液循环，缓解紧张情绪和疲劳，改善睡眠质量。

首先准备一把椅子，准妈妈跨坐于椅子上，在椅子前放一张桌子，桌面叠一或两个枕头，可供准妈妈在按摩时休息头部。然后在双手掌心滴入按摩油，双手反复搓，直至搓热。按摩可以从背部腰围以下开始，沿脊椎两侧从下到上慢慢滑动至双肩，至少持续数分钟，直到背部肌肉开始温暖和放松。如果按摩工作由准爸爸或从未按摩过的人来做的话，最好请专业人士进行指导培训。

研究发现，定期接受按摩的准妈妈尿液中应激激素较低，发生胎儿早产的概率较低，而且分娩时出现问题较少，产后婴儿的并发症发生率也较低。怀孕期间准爸爸对准妈妈进行定期的按摩，不仅有助于改善准妈妈的情绪及睡眠，减少焦虑和腰背痛，还有助于增进夫妻双方感情，为胎儿提供一个温馨的环境。

这里我们要提醒：按摩最好在怀孕中期，即怀孕的第四个月至第七个月，这个时期按摩能取得最好的效果。可以每周按摩一次，时间控制在20分钟以内即可。不要在怀孕初期的三个月内按摩，因为怀孕初期，胎儿发育不稳定，按摩虽然可改善血液循环，但也会增加流产的概率。准妈妈在按摩时如感到不适，应马上停止按摩。怀孕中期接受按摩时，不要选择俯卧。不要在有伤口、感染、有红疹或静脉曲张等部位按摩。按摩时一定要注意不能在腹部做强力按摩。也要避免压迫踝关节及足跟部之间的部位，因为这些部位是准妈妈受力较重的部位。

2. 推拿可预防感冒　怀孕期间，准妈妈最不愿意发生的事情就是感冒，坚持按摩可有效帮助预防感冒。

推鼻侧：揉搓鼻子，双手合掌，手指交缠，把发热的大拇指置于眉毛尖的印堂穴上，往下推至鼻子两侧的迎香穴。该穴位可促进鼻周围的血液循环，气血畅通。用两手的食指按住鼻翼两侧的迎香穴，并且按照顺时针和逆时针的方向各搓摩36次，会有酸胀感向额面放射。此法可祛头面之风，散巅顶之寒，从而增强抵抗病菌的能力。

搓摩脸部：将手掌搓热，然后两个手掌的指尖向上按住额头，再由上往下、沿着鼻子的两侧至下巴搓摩，直到发热为止。此法可促进脸部的血液循环，疏通经脉。

搓摩两耳：待脸部搓摩发热后，两个手掌的指尖由下巴沿脸颊两侧往上靠拢，到达耳部后用食指和拇指抓住耳垂轻轻往外拉，每次做64下。这套动作简便易行，经常练习，对预防感冒有较好的效果。

3. 推拿乳房可促进准妈妈分娩　研究发现婴儿吸吮母亲的乳头时，可引起母亲子宫的收缩。医生用按摩待产妇（即等待生产的准妈妈）乳房的方法来催生引产，取得了较好的效果。如今这一方法已被国内外的产科医生广泛应用。

为什么按摩乳房能催生引产呢？原来，当准妈妈的乳头或乳晕受到刺激时，体内就会产生一种叫催产素的物质，催产素经血液循环到达子宫后，会引起或加强子宫肌肉的收缩，从而发挥催生引产的作用。

按摩的具体方法是：待产妈妈本人（或其他人）用 28～30 ℃的温水把毛巾浸湿，然后用毛巾每隔 15 分钟交替按摩左右两侧乳房；也可用手交替牵拉左右两侧乳头，同时按摩乳晕，直到乳头隆起、变硬，这样才能有良好的宫缩效果。一般每天按摩 3 次，每次按摩 1 小时。准妈妈初次宫缩一般出现在按摩后的 5～7 分钟内，也有的准妈妈在按摩乳房后的 2～3 分钟内就出现了有效宫缩，产力也逐渐增强。做过按摩后，如果准妈妈的腹部很快隆起、变硬，或有阵发性腹痛，说明按摩有效。此时按摩应持续进行，使催产素的分泌持续增加，以利于分娩。若停止按摩，不仅会使催产素的分泌减少，还可能导致前功尽弃，而且再次按摩乳房重新激发宫缩会特别困难。如果准妈妈因按摩乳房而出现剧烈腹痛，且腹痛间隔的时间短，这属于敏感性宫缩过强，应在每次宫缩出现时立即停止按摩，等宫缩缓解后再继续按摩，反复几次后，宫缩可渐渐趋于正常。此外，有些待产妇对乳房按摩不敏感，需进行较长时间的按摩方可见效。一般来说，肥胖者和乳头凹陷的待产妇，乳房按摩的效果差些。

值得注意的是：乳房按摩引产适用于已经到了预产期，仍然没有分娩迹象的准妈妈，以及出现了胎膜早破但没有宫缩现象的准妈妈和分娩过程中子宫收缩乏力、产程延长的准妈妈，而不适用于不到预产期的准妈妈。因为乳房按摩会增强准妈妈子宫的收缩，易导致不到预产期的准妈妈出现早产。

4. 推拿可缓解头痛　头痛是准妈妈在怀孕期常见的一种病症。头痛部位主要在头的后部，有时可向前额、眼部或头顶延伸，痛时像针扎一样；严重时可出现颈、两肩和背部疼痛。运用适当的推拿手法，对准妈妈的头部及周围的部位进行按摩，可有效缓解和改善疼痛。此外研究发现穴位按摩可有效减轻准妈妈分娩时的疼痛，并能有效地改善、缓解准妈妈产后出现的低落、焦虑、失眠等情绪。如通过按摩攒竹穴可缓解头痛、改善失眠，具体方法是以食指指腹轻轻按揉眉毛内侧的开端，即眉头和眼眶的交界处5分钟。

除了以上介绍的之外，针灸还用于准妈妈的晨吐、头痛、便秘、双腿酸痛、疲劳、胃灼热、坐骨神经痛等病症；还可用于鼻塞、感冒、牙痛、腿抽筋、坐骨神经痛、下肢水肿等多种病症的治疗。通常经过3~5个疗程，便可得到缓解。

二、 注意禁忌， 不可弄巧成拙

针灸推拿虽然适用于怀孕时期的准妈妈，能有效改善准妈妈的身体状况，但也不能盲目使用，否则弄巧成拙，得不偿失。

（一） 针灸的禁忌

对处于怀孕时期的准妈妈，针刺力量不能过重；怀孕三个月以下的准妈妈，下腹部禁针；怀孕三个月以上的准妈妈，上下腹部、腰骶部及一些有可能引起子宫收缩的腧穴如合谷、三阴交、昆仑、至阴等均不宜采用针法。颜面部、关节部、大血管表面不可施以瘢痕灸，容易引发感染；准妈妈的腹部及腰骶部慎用灸法。此外针灸取穴要准确，体位要舒适，掌握好度。

（二） 推拿的禁忌

人体对疼痛的承受力各有不同，按摩时要注意准妈妈对力量的感受。手法应温柔平和，力量要轻重适宜，以准妈妈感觉舒服最重要。做到既要有效，使不适症状好转，又要让孕妇感到全身轻松。按摩要注意动作的平稳，操作时精力集中，手法变换及转移按摩部位应平稳，切不可生拉硬拖，产生不良反应。

对于人体较敏感的穴位，如承山穴，只要稍微压按就难以忍受，应适可而止。随着胎儿发育，准妈妈的腹部应避免按摩刺激。另外对容易引起子宫收缩、易致流产的敏感部位，如乳房、大腿内侧，也不要加以刺激。总之怀孕期间，对准妈妈的腰骶部、髋部、臀部、腹部等部位的按摩要慎重。合谷穴、肩井穴对于怀孕期间的准妈妈来说应当避免按摩，因为按压合谷穴会促进催产素的分泌，而催产素的增多会增加早产的概率。而肩井穴的强刺激，容易使人休克，可能对胎儿不利。此外，三阴交、昆仑穴也应当避免按摩。

准妈妈如果出现胎漏、胎动不安、堕胎先兆、小产等情况时，禁止进行按摩。在过饥、过饱及饭后 1 小时内，也不宜进行按摩保健。

假如各项不适症状在按摩后未见改善，反而逐渐加重时，准妈妈务必寻求其他治疗方法，以免延误病情。

第六节

房事养生

房事，就是老百姓口中所说的男女之事，也就是性生活。古代认为性生活只能在房室中没有"第三者"的情况下进行，所以又称"房中术"。房事是人们的一种正常生理活动，如饮食、睡眠一样，它不但可以满足人的生理需求，而且是人类繁衍后代必不可少的。因此，需要树立正确的观念，掌握正确的方法，只有这样才能趋利避害，达到房事养生的效果。反之毫无节制，随心所欲，则损害身体健康。中医房事养生对房事有三点要求：一是房事必不可少；二是房事不可过度；三是和谐性生活有益身体健康。

一、 怀孕后能同房吗

在日常生活中，经常会听到或者看到一些报道，说某对夫妇因为在怀孕期间进行房事，导致胎儿羊水破裂，最终造成胎儿流产。那么，在怀孕期间，准妈妈能进行房事吗？孕期房事是不是会对胎儿有害处？怀孕期间的流产、早产和房事有直接关系吗？这些是许多准爸爸、准妈妈心中难解的问题。

在怀孕期间，准爸爸和准妈妈不仅能进行房事，而且有许多方法能帮助夫妻双方达到满意的效果。但也要注意两点：不是每个时期都能同房的；房事不可过度，要有节制。

（一）不是每个时期都能同房的

在怀孕早期，即怀孕的前三个月，这个时期准妈妈对房事的需求和反应要受到一定的抑制。此时期腹中胎盘正在形成，胎儿的各器官正在分化发育，防止流产的孕激素分泌还不充分，胎儿在母亲的子宫内还未牢固地生存下来，随时有掉落的危险。在房事时母亲的阴道与子宫会受到机械刺激，腹部会受到挤压，特别是房事过于剧烈的情况下，强烈的刺激会诱发子宫的强烈震动、收缩，很容易使尚未牢固的胎盘脱落，造成流产。即使房事十分小心，也可能造成流产。因此，在孕早期，房事次数应当比怀孕前有所减少，动作幅度不宜过大，应轻柔和缓；丈夫应关心、体贴妻子，为了母子的健康，孕早期尽量减少房事，最好避免同房。房事时，应采取不压迫腹部的体位，如丈夫手臂支撑的正常体位、不压迫腹部的交叉体位，动作要缓和，避免剧烈刺激。

在孕中期，即怀孕的第四个月到第七个月，夫妻间的房事生活是安全的。这时期胎盘已形成，妊娠较稳定；早孕反应渐渐过去；准妈妈心情比较舒畅，食欲良好，同时性器官的分泌物增多，是房事需求高的时期，可以适度同房。孕中期适度地进行房事，有益于夫妻感情和胎儿的健康发育。国内外的研究表明，孕期夫妻感情和睦恩爱和准妈妈心情愉悦能有效促进胎儿的生长和发育，生下来的孩子反应敏捷，语言发育快而且身体健康。但房事也不是多多益善，须合理安排，以每周 1～2 次为宜；对性交姿势与频率要加以注意，可采取夫妻双方习惯和舒适的姿势，不要频繁地变换姿势，动作要轻柔，不粗暴，频率不要太快，插入不宜过深，注意不要刺激准妈妈的乳头；准妈妈要注意自身调节，不要过度兴奋；房事时间最好不超过 10 分钟；夫妻双方房事前后应做好清洁，及时排尿和清洗外生殖器官，防止准妈妈上行性泌尿系统感染和宫腔内感染。

在孕后期，即怀孕的最后三个月，此时胎儿已进入骨盆，准妈妈的腹部明显膨隆，体形和体重发生明显变化，身体笨重，腰背酸痛，性欲减退，子宫颈逐渐成熟，子宫口微微张开；孕后期准妈妈抵抗力下降，可能会有水肿、高血压等症状，此时同房，有可能会引起早产、胎膜早破，也会将细菌或其他病原体带入阴道和子宫颈而引起感染。因此，夫妻间应尽可能减少性生活次数，以免发生意外。房事时间要缩短，动作要柔和，最好采用丈夫从背后抱住妻子的后侧位，避免腹部受压。研究发现，房事高潮可使子宫痉挛达一分钟之久，子宫痉挛时胎儿心跳同时出现减速。以往有习惯性流产，或有早产危险的准妈妈应避免在最后三个月同房，可以采用亲吻和拥抱等方式传达爱意，增进感情。在孕 36 周后，即怀孕的最后一个月，为了母子健康，要禁止同房，防止出现意外。

在整个怀孕时期进行房事生活最好使用避孕套或体外射精，最好不要让精液进入阴道。因为男性的精液中含有大量的前列腺素，进入女性身体后可经阴道吸收，使子宫出现明显的收缩，引起腹痛。如果房事过于频繁，子宫经常处于收缩状态，就有流产、早产的危险。

（二）　房事不可过度，要有节制

过去人们认为怀孕期间夫妻应分床睡，这种做法既不科学也不可取。分床而睡不利于夫妻间感情的交流，也不利于腹中胎儿的智力发育和情感培养。因此，要根据孕期不同阶段的生理特点，适当地对房事加以节制。一般来说，男性对房事的欲望较女性强而且不易控制，准妈妈既不能因为夫妻感情深厚，为了照顾对方的感情，而随意答应准爸爸的要求，也不能冷淡直白地拒绝，强迫准爸爸禁欲。夫妻双方可以灵活地运用智慧，以深厚的爱情为基础，通过房事之外的方式来满足生理上的要求和心理上的渴求，如夫妻双方通过幽默的对话、甜蜜的接吻、深情的拥抱、温柔的抚摸等方式，来表达爱意。

现代实践证明，房事对大多数准妈妈来说，不仅安全，而且还有很多好处。刚刚步入婚姻生活的青年男女，感情正处于持续升温的时期，如胶似漆，情深意浓，房事频繁，由于怀孕而突然停止房事，令这些年轻的准爸爸和准妈妈难以接受，时间长了，必然影响夫妻感情。而怀孕期间，健康而适度的性生活不仅是可行的，而且能大大增进夫妻感情；怀孕后也不必担心避孕的问题，可以使夫妻更放松，更好地体验到房事的快乐。夫妻双方之间的亲吻和爱抚，不仅会增进感情，而且有助于稳定准妈妈的情绪，保持心情的愉悦，同时利于胎儿的健康发育。

二、 如何做才不造成对身体的伤害

（一） 房事上， 夫妻之间要有"商" 有" 量"

怀孕期间，准妈妈的生活重心大多数时候都在腹中的宝宝身上，心里想的就是一切为了宝宝；因而对房事产生许多顾虑，不想同房；而且怀孕时带来的疲惫，使这期间的准妈妈对房事需求低，无心去顾及性生活。但大多数准爸爸还不能及时地适应这种变化，还想和怀孕前一样进行同房。这种矛盾不解决，必然会影响夫妻之间的感情。因此准妈妈准爸爸应共同学习孕期的知识，多了解孕期准妈妈的身体上的变化。如果准妈妈不想同房，要耐心地和丈夫沟通，说话口气不要太生硬；而准爸爸要尊重妻子的意愿，对准妈妈给予充分的体谅。强行同房，是绝对不被允许的，这样做是十分有害的，是不负责任的表现，也是对家庭的不尊重。在对方不同意同房时，可以通过抚摸、亲吻、拥抱等方式进行感情的交流。

（二） 选择合适的体位

根据准妈妈在怀孕期间腹部会逐渐膨起的特点，准爸爸准妈妈要选择合适的体位或姿势，以保证不对准妈妈的腹部造成压迫或撞击，不给子宫以直接的强烈刺激。

当准妈妈的腹部还没有明显增大的时候，同房时可取正常体位，即男上女下的体位，但不要压迫孕妇的肚子，且男方不要插入过深。准妈妈肚子增大以后，可采取前侧位、侧卧位或前坐位同房，动作不要过于激烈。到了怀孕后期，也可取后侧位同房。一旦一种姿势让准妈妈有不适的感觉，如腹部肿胀、疼痛、眩晕等情况，可能是由于动作过大造成的，这时夫妻之间要及时做好协调，暂时中断休息一会，千万不能勉强，或马上换其他的体位。如果准妈妈自己不愿继续同房，绝不可勉强，在怀孕期间，夫妇双方一定要相互体谅、相互体贴，共同度过这一生中的特殊时期。

（三） 适当的保护措施是快乐房事的保障

孕期内适当的保护不仅是快乐房事的保障，也是健康生活的必需措施。房事前夫妻双方需要认真做一些必需清洁工作，如对男性外生殖器、女性外阴的清洗等。为了避免怀孕期间感染，可使用保险套，并且应拒绝不安全的性行为，做好自我保护措施。若不幸感染时，应尽快就医，由了解药物作用的专科医生选择对胎儿不产生危害的药物治疗。一般如果有感染现象，准妈妈会出现阴道分泌物过多、下腹痛、发烧等症状；即使是一般的细菌性感染如链球菌感染，也易造成孕妇胎膜破裂、羊水流出，即流产或早产，因此不可轻视！

若出现以下可能危及准妈妈及胎儿健康与安全的情况时，就必须暂时停止性生活：

1. 有流产史　如果准妈妈过去曾经流产过，那么医生会建议孕妇在怀孕前几个月禁止同房，直到流产的危险期过去为止。

2. 已有流产的威胁存在时　如果准妈妈在同房当时或之后有阴道流血的情形，或有下腹疼痛的现象，应去医院检查一下，若有流产的迹象，应暂时停止房事。

3. 准爸爸患有性病　性病的病菌会在性交时传染给孕妇及胎儿，因此在彻底治愈之前，应禁止房事。

4. 准妈妈患阴道炎　在性交时会将病菌传染给胎儿，因此在彻底治愈之前，应禁止房事。

5. **胎盘有问题时**　如果准妈妈是前置胎盘，或胎盘与子宫连接不紧密，同房可能会导致流产，应暂时停止房事，等情况稳定后才可恢复。

6. **子宫收缩太频繁**　如果准妈妈发现自己子宫收缩太频繁，为了避免发生早产，还是要停止房事，并找医生检查一下。

7. **子宫闭锁不全**　随时都有流产的危险，应避免房事。

8. **胎膜早破**　若未到预产期出现胎膜早破，病菌可能会进入子宫而感染胎儿，此时孕妇须安胎，避免房事。

9. **有早产史**　在上次早产的相应月份前一个月开始，直到分娩的时期内，应避免房事。

除此之外，出现不明显的出血、流水等现象，也要避免房事。因为摩擦会增加出血的危险，严重时可致产前大出血，诱发子痫，导致抽搐、昏迷、早产和胎儿死亡。然而有一点必须注意，若医生已警告准妈妈禁止房事是为了避免子宫收缩，那么此时任何会引起准妈妈性兴奋的行为都必须禁止，包括触摸乳房及外阴部等，因为这些刺激也会引起子宫收缩，危及胎儿安全。

第七节

药物养生

早在汉代，《神农本草经》就记述了大量养生保健的用药经验。从古到今，人们常常通过服用延年益寿的药物达到延缓衰老、健身强身目的。

那么对于怀孕前后的女性来说，能吃一些药物来养生吗？

一、 怀孕前后能用药吗

现在大多数人认为，怀孕前后的准妈妈不应服用任何药物，以免给宝宝造成伤害。那么，在准妈妈怀孕前后究竟能不能服药呢？这是每一位准妈妈准爸爸都非常关心的问题。

我们认为，只有了解药物使用的安全性，才能决定是否用药。会对胎儿产生严重影响的药物，如导致胎儿畸形、流产的药物，坚决不能服用；对胎儿影响较少的药物，尽量不用或少用，即使对胎儿没有影响的药物，也要在专业医生的指导下使用，这样才能保障准妈妈与胎儿的安全。

二、 准妈妈如何正确选用药物

准妈妈的怀胎过程，要经历一年中的四个季节。在此期间，准妈妈身体的免疫力处在一个相对低的状态中，细菌和病毒容易侵入。如何合理用药，如何选择对胎儿没有影响的药物，是准妈妈特别关注的问题。

（一） 中药保胎

使用中药进行保胎的方法，自古就有。准妈妈可以在中医辨证施治的前提下，选用一些疗效确实的安胎中药。

紫苏：性微温，味甘、辛，具有解表发汗、宽胸利膈、顺气安胎之功。适用于妊娠期风寒感冒及脾胃气滞所致的胎动不安、胸胁胀满、恶心呕吐等症，常与陈皮、砂仁等配伍。临床观察发现，苏梗安胎效果优于苏叶。

黄芩：性寒，有清热燥湿、泻火解毒、凉血止血、除热安胎之功，适用于怀胎蕴热之胎动不安，常与白术、当归等配伍。也可治疗妊娠期湿热泻痢、黄疸及肺热咳嗽、高热、热毒炽盛之出血、疮疡肿毒等。

桑寄生：性平，味甘，有祛风湿、益肝肾、强筋骨、固冲任、安胎之功，多用于肝肾精血亏虚之胎动不安、胎漏下血，常与阿胶、川续断、菟丝子等同用。

砂仁：性温，味辛，能化湿行气、温中止呕、止泻、安胎。适用于妊娠初期胃气上逆所致之胸闷呕吐、胎动不安等，常炒熟研末单用或配苏叶、藿香、黄芩、白术、当归等一同使用。

阿胶：性平，味甘，有补血、止血、滋阴润燥、安胎之功，适用于冲任不固或阴血亏虚之胎动不安、崩漏下血，可配生地黄、艾叶等，还用于治疗妇女月经过多、产后便秘等。

竹茹：性微寒，味甘，有清热化痰、除烦止呕、安胎之功，用于怀胎蕴热之胎动不安，可单用，也可与黄芩、苎麻根等同用。

苎麻根：性寒，味甘，具有清热凉血、解毒安胎之功，适用于热毒炽盛之胎动不安、胎漏下血，可单用，也可与阿胶、黄芩、当归等同用。

艾叶：性温，味苦、辛，有温经止血、散寒调经、安胎之功，适用于下元虚寒或寒客胞宫所致的胎漏下血、胎动不安，常与香附、当归、小茴香、川续断、桑寄生等同用。

白术：性温，味甘，具有补气健脾、燥湿利水、和中安胎之功。适用于脾虚气弱之胎动不安，可配陈皮、茯苓、党参、生姜等使用。还广泛用于怀胎蕴热（配黄芩、栀子、白芍等）及血虚（配当归、白芍、生地等）、肾虚（配桑寄生、续断、山药、山萸肉等）所致的胎动不安。

菟丝子：性温，味甘，能补肾益精、养肝明目、固元安胎，用于肝肾不足之胎动不安，常与续断、桑寄生、阿胶等配伍适用。还可用于肾虚之腰痛、消渴、尿频带下，肝肾不足之眼目昏暗、视力减退及脾肾虚泻等。

杜仲：性温，味甘，具补肝肾、强筋骨、安胎之功，适用于肝肾亏虚、下元虚冷之胎动不安、妊娠下血、习惯性流产等，可配续断（共研末）、枣肉为丸服，或配续断、菟丝子、阿胶等煎服。

续断：性微温，味苦、辛，可补肝肾、续筋骨、通血脉、安胎，适用于肝肾虚弱、冲任失调之胎动欲坠，配伍桑寄生、菟丝子、阿胶。

石菖蒲：性温，味辛、苦，有开窍宁神、化湿和胃、安胎之功，适用于湿浊中阻之胎动不安，对缓解胸闷腹胀、呕吐等症状有良效，常与砂仁、苍术、厚朴等配伍。

以上药物的选择和使用，必须先咨询专业医生。

（二）　中药治病

在怀孕期间，准妈妈难免会出现这样或那样的不适，如感冒、腹泻等。此时准妈妈应该及时就医，否则会使小病酿成大灾，不利于准妈妈和胎儿的健康。

妊娠感冒，若是虚证，可用宣散发汗的药物。属于肺血虚燥热的咳嗽，可用滋阴润肺的药物。

妊娠呕吐，可用健脾和胃止呕的药物；有大量水样呕吐者用利水健脾的药物。

妊娠高血压综合征，可用活血利水类药物；妊娠贫血可用滋阴补血的药物，如中成药归脾丸，同时补充铁剂。

妊娠便秘如果属于虚证的习惯性便秘，可用滋阴润燥的通便药等。但是应慎用泻下药，因为泻下药可引起子宫肌肉紧张及盆腔充血。

妊娠中的膀胱炎，主要考虑用利水渗湿类药物。

以上药物的选择和使用，必须先咨询专业医生。

三、　不正确使用药物的危害

很多人都知道，准妈妈一旦出现身体不适，应避免吃西药，选择中药。但并不是所有的中药都适合准妈妈使用。事实上，某些中药也会使准妈妈产生不良反应，甚至损害到胎儿，属妊娠用药禁忌的范围。这些中药大多具有通经祛瘀、行气破滞、泻下逐水等作用，会造成胎儿流产、早产、发育障碍、儿童智力低下等不良后果，准妈妈需要对这些药有清楚的认识。

准妈妈需要禁用和慎用的中药主要分为大毒大热药、活血化瘀药、滑利攻下药、芳香走窜药等。

大毒大热药，如生南星、朱砂、雄黄、大戟、附子、商陆、斑蝥、蜈蚣、砒石等，本身就具有一定毒性。朱砂中含有汞盐（即水银），可在孕妇体内蓄积，导致新生儿小头畸形、耳聋、斜视、智力低下等。中药雄黄已肯定有致畸胎作用，禁止服用。

活血化瘀药，如桃仁、红花、枳实、蒲黄、益母草、三棱、水蛭、虻虫、穿山甲、乳香、没药等，可使孕妇血液循环加快，刺激子宫、反射性引起子宫强烈收缩，导致胎儿宫内缺血、缺氧，使胎儿发育不良及产生各种畸形，甚至引起流产、早产和死胎。

滑利攻下药，如滑石、木通、牵牛子、冬葵子、薏苡仁（根）、巴豆、芫花、大戟、甘遂等，多有通气、利尿、下泻的作用，可通过刺激肠道及消化系统，兴奋子宫并引起反射性的收缩，使胎儿着床不稳而引起流产、早产。

芳香走窜药，如丁香、降香、麝香等，可通过神经系统引起子宫收缩，也容易导致胎儿早产或流产。不少人工流产或引产药物的主要成分均为麝香。

除了具有这些功效的单味中药外，含有这些中药成分的中成药也不宜使用。

凡是具有疏畅气机、降气行气功效的中成药，如木香顺气丸、气滞胃痛冲剂、开胸顺气丸、十香止痛丸等，因下气破气、行气解郁力强，孕妇应慎用。

凡是具有活血化瘀、理血通络、止血等功能的中成药，如七厘散、小金丹、虎杖片、脑血栓宁、云南白药、三七片等，孕妇也应慎用。

具有清热解毒、泻火、燥湿等功效的中成药，如六神丸，在怀孕早期服用可引发胎儿畸形，孕后期服用则容易导致儿童智力低下等；含有牛黄等成分的中成药，如牛黄解毒片、败毒膏、消炎解毒丸等，容易引起孕妇流产。

凡是治疗水肿、泄泻、痰饮、黄疸、淋浊、湿滞的中成药，如利胆排石片、胆石通、结石通等，因具有化湿利水、通淋泄浊功效，孕妇都不宜服用。

以祛风、散寒、除湿止痛为主要功效的中成药，如虎骨木瓜丸，由于其中的牛膝具有活血作用，川乌药性辛热，因此容易引起胎儿发育障碍。类似的中成药，还有大小活络丸、天麻丸、虎骨追风酒、华佗再造丸、伤湿去痛膏等。抗栓再造丸中的大黄具有攻下作用，水蛭则能破血，因此孕妇应禁用。

有润肠通便等作用的中成药，如十枣丸、舟车丸、麻仁丸、润肠丸等，有损胎气，容易引起孕妇流产。

有消食导滞、消痞化积作用的中成药，如槟榔四消丸、九制大黄丸、清胃中和丸、香砂养胃丸、大山楂丸等，都具有活血、行气、攻下之效，孕妇应慎用。

具有开窍醒脑功效的中成药，如冠心苏合丸、苏冰滴丸、安宫牛黄丸、行军散等，因含有麝香，孕妇用之易致堕胎。

具有驱虫、消积、止痛功能，能够驱除肠道寄生虫的中成药，如囊虫丸、驱虫片、化虫丸等，孕妇也不宜服用。

以解毒消肿、生肌敛疮为主要功能的中成药，如祛腐生肌散、疮疡膏等，都含有活血通经之品；而百灵膏、消核膏、百降丹中含剧毒药较多，容易导致孕妇流产，孕妇应禁用。

此外，有些中药对妊娠是否有害一时难以明确，使用前应及时向专业医生咨询。

四、 选用药物的注意事项

药物的种类很多，如果让每一对夫妻清楚地认识每一种药物，确实太难了。这里有一些孕期用药的原则，需要准妈妈准爸爸掌握，以便保证准妈妈安全地渡过孕期，避免对胎儿造成不必要的伤害。

（一） 慎重用药

对准备怀孕的和育龄期未避孕的女性，在月经期过后应想到怀孕的可能，此时，如果感到身体有不适，应慎重用药。

（二） 怀孕早期少用药或不用药

怀孕的早期应尽量少用药或不用药。因为怀孕早期，正是胎儿各组织、器官生长发育的关键时期，此时使用药物的时间越长，用量越大，对胎儿的影响就越大。

（三） 按情形选择用药

必须用药时，应选择那些对胎儿没有影响或影响小的药物。凡属于禁用的药物，忌用的药物，不能用；属慎用的药物，以不用为好，或选择功效相似而无副作用的药品代替。如果是特殊需要，必须使用，可根据准妈妈的具体病情，在医生的指导下酌情使用，用药期间应加强观察和护理。

（四） 药物能少不多

在药物使用上，用一种药能解决问题时，绝不选择多种药。多用中药，少用西药。根据治疗效果，尽量缩短用药疗程，及时减量或停药。

（五） 权衡利弊

如果准妈妈出现严重的并发症，不治疗会危及生命，此时必须使用对胎儿不利的药物，准妈妈要下定决心，在医生的指导下，合理使用；最后根据医生的建议，考虑是否终止妊娠。

药物养生的最大优点是养生与防病、治病同时进行，许多中药还可以做成美味可口的药膳，同时依据个人体质的不同，药物的分量能做出适当调整，灵活实用。总的来说，中药不良反应较少，药性温和。但是每种中药是否使用、使用分量的多少，都需要医生进行评估，决不可自行抓药或误信民间偏方。

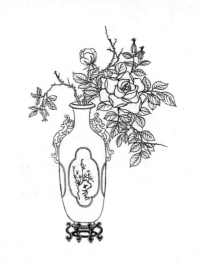

第三章

可能会遇到这样的疾病

第一节

月经不调

——可能直接影响受孕

女性从来月经的那一天，才成为一名真正的女人。因为规律、适量、不影响生活的月经，标志着女性体内有着正常水平的女性激素，也就意味着有周期性的排卵，这是顺利受孕的基础。

一、 什么是月经不调

准确地说，月经不调并不是一种疾病的名字，而是一组症状的统称。包括月经周期长短异常、月经量异常或者月经前后伴随一些异常症状。女性如果存在月经周期不准，提前或推迟 7 天以上，经量过多或经期超过 8 天，月经量少或点滴即净，色泽紫黑或淡红，经血浓稠或稀薄等症状，统称为月经不调。

月经失调的原因很多，主要有两大类。

（一） 由神经内分泌失调引起

这种情况比较常见。女性情绪焦虑和精神紧张、严重的全身性疾病、严重的营养不良、内分泌紊乱、自主神经功能紊乱、服用一些药物等，都可能导致月经不调。需要强调的是，现在有些年轻女性热衷于减肥，不正确控制饮食，甚至形成神经性厌食，人为地造成营养不良，导致月经不调。有的女性避孕知识不足，滥用紧急避孕药，影响了自身激素的规律性，也会发生月经不调。

（二）　由生殖器官器质性变化引起

比如生殖器发育异常、先天性无子宫或畸形子宫、先天性无阴道、先天性阴道闭锁等，以及生殖器官的病变如某些肿瘤，都有可能引起月经不调。

二、　月经不调对受孕的影响

大家已经了解到，月经在女性生理中承担着重要的角色，它是女性生理健康的"晴雨表"。月经不规律，往往意味着没有正常的排卵，这就提示我们，体内激素水平有可能出现了异常。这时我们应提高警惕，及时就医，把问题消灭在萌芽状态。

三、　未病先防——正视月经不调

想要做妈妈的女性首先需要关注自己的月经周期和质量，通过观察月经正常与否来了解体内生殖系统健康状态。月经失调的女性，应尽早调整身体，为做妈妈打好身体基础。

四、　既病防变与愈后防复——中医认识月经不调

在中医看来，月经不调是体内存在气血运行异常的问题，或有气血的郁滞，或是气血不足，这需要具体临床辨证分析，找出导致月经不调的原因，如气虚、肝郁、血瘀、血热等，才能有的放矢，对症治疗，调理脏腑功能和气血，疏通经络。只有调好月经，气血旺盛，经来有期，才能为孕育胎儿做好准备。在月经调整正常后，也需要注意避免在月经期间感受寒热邪气，保持情绪愉悦，避免过度劳累等。

常用食疗调理方如下：

血热型月经先期，见量多鲜红、心烦易怒、口干便秘——可服用生地黄粥，取生地黄45克，大米适量，将生地黄煎汤去渣取汁，大米煮成粥加入药汁及冰糖适量，调匀服食。

寒型月经后期，见量少色暗或有块、腹痛拒按、畏寒肢冷——适合服用姜枣红糖汤，取干姜、大枣（去核）、红糖各 30 克，煎姜、枣后加红糖服。

血虚型月经后期，见量少色淡、面色黄唇苍白、头晕心悸——取阿胶 6 克，黄酒 50 毫升，将阿胶用黄酒兑温开水送服。

平常也可使用一些茶疗方法来调理月经如下。

香附芎茶：香附 5 克、川芎 3 克、花茶 3 克。用 250 毫升开水泡饮，冲饮至味淡。用于肝郁气滞血瘀所致胁肋胀痛刺痛、痛经、闭经、经期头痛、关节痹痛、腰痛。

归芪枣茶：当归 5 克、黄芪 5 克、大枣 3 枚、花茶 3 克，用前 3 味药的煎煮液 350 毫升泡花茶饮用，冲饮至味淡。用于月经不调、经量少。

第二节

阴道炎
——精子的杀手

阴道炎是最困扰女性朋友的妇科疾病之一。它是不同病因引起的多种阴道黏膜炎性疾病的总称。一般情况下，阴道的构造和特点使阴道被一道屏障保护，可以防御外界微生物的侵袭。如果这道屏障遭到破坏，则细菌可趁机侵入，导致阴道炎症。

怎样知道自己患了阴道炎呢？不管是什么类型的阴道炎症，共有的表现如下。①阴道瘙痒，或阴道有烧灼感；②白带发生改变，如白带发黄，或变得稠厚，呈片状或者块状，气味难闻。一旦出现这样的情况，要意识到自己可能患了阴道炎。阴道炎比较常见的有三种，即滴虫性阴道炎、假丝酵母菌性阴道炎、细菌性阴道炎。

一、 常见阴道炎

（一） 滴虫性阴道炎

这是由滴虫侵犯阴道引起的阴道炎症。滴虫非常小，肉眼根本看不到。它传染的方式一是通过性接触传染，二是通过公用物品，如浴盆、浴巾、浴池及衣物、坐便器等间接传染。得了滴虫性阴道炎，白带不再是糊状，而会变得稀薄，颜色发黄，有的甚至黄绿色，通常有腥臭味。外阴瘙痒剧烈，有的有性交痛。

（二） 假丝酵母菌性阴道炎

假丝酵母菌分为很多种，在人的口腔、咽喉、阴道、直肠都有该菌的存在。在人抵抗力下降、阴道酸碱度改变等情况下，能引起迅速繁殖从而导致阴道炎症。正因为这样才形成了假丝酵母菌性阴道炎容易复发的特性。假丝酵母菌性阴道炎会引起外阴瘙痒和烧灼感，有的患者坐卧不宁，痛苦异常。白带增多，变得稠厚，呈白色豆腐渣状。

（三） 细菌性阴道炎

该病表现不是非常典型，具有阴道炎症的一般表现，即外阴瘙痒或烧灼感，白带增多，稀薄伴鱼腥臭味，颜色灰白色或灰绿色，有时有下坠感，影响性生活。

除此之外，还有很多种病原导致的阴道炎，在医院通过化验检查均能够确诊。

二、 阴道炎对受孕的影响

为什么说阴道炎是精子的杀手呢？这可不是危言耸听，要知道，细菌或滴虫、假丝酵母菌侵入阴道诱发阴道壁的炎性反应，炎性细胞大量增生，努力吞噬"入侵者"，这个过程会导致精子也被吞噬；同时由于炎症的存在，阴道酸碱度发生了改变，让精子失去它赖以生存的环境，使其活力大打折扣；炎症的存在引起白带变化，宫颈口被分泌物堵塞，精子在阴道内的活动受限，无法穿透宫颈口，又如何经过子宫，到输卵管去和卵子相遇呢？炎症还引发性交痛和性欲减退，可影响怀孕。

三、 未病先防——怎样预防阴道炎

如果想要顺利受孕，一定要注意预防阴道炎。保证阴道本身酸碱度平衡是预防的前提。现在很多女性非常爱干净，每天清洗外阴，这本身是个很好的习惯，但是，每天都使用一些有治疗作用的洗液清洗，这就不恰当了。具有治疗作用的洗液，对阴道酸碱度有影响，不利于阴道更好地发挥它的自净作用，时间久了，酸碱度反而失去平衡，失去了抵御病原入侵的能力，导致阴道炎。因此，日常清洗外阴用清水就可以了。

另外，要注意个人卫生。最好每天换洗内裤，不仅要在日光下晒，还要定期开水烫洗。因为假丝酵母菌对于日光中的紫外线不是很敏感，反而对高温比较敏感，60℃以上一小时就足以将其杀死。所以可以把水烧开后浸烫内裤，水凉后再取出晾晒。平时尽量穿棉质面料的内裤，裤子也要避免档部过紧。

同时还要注意性生活卫生。性生活前后双方都要清洗外生殖器，女性最好性交后先排小便，再洗外阴。另外值得注意的是，肛门附近污染严重，直肠内更是有着阴道所不能抵御的细菌、假丝酵母菌等病原体，所以，一要对肛门周围做好清洁，二要避免性器官接触。

四、 既病防变和愈后防复——阴道炎的治疗

如果您感到不适，怀疑自己得了阴道炎，建议到医院做白带常规检查来确定具体是哪一种阴道炎，然后再对症治疗。千万不要自己随便买点药来用。就拿假丝酵母菌性阴道炎来说吧，最适宜假丝酵母菌生长的环境是偏酸性的，pH 值多低于 4.5，所以治疗中可以用一些偏碱性的洗液冲洗

以改变阴道酸碱度，抑制假丝酵母菌生长繁殖；而滴虫性阴道炎的治疗则要避免阴道冲洗。不仅如此，市面上出售的很多洗液应用范围广泛，称可以治疗多种阴道炎，这样的洗液是起不到明显治疗作用的。另外，有时可能有两种阴道炎同时存在的情况，自己难以判断，必须到医院进行检查，确诊后再对症治疗。阴道炎的药物治疗以阴道上药为主，有时病情需要加上口服用药，主要是根据不同的致病原给予相应药物。提醒大家注意的是，医生如果要求你每次月经过后坚持治疗，一定要引起重视，因为月经过后阴道环境发生变化，容易引起复发。阴道炎特别是假丝酵母菌性阴道炎复发的可能性很高，第一次发生就要彻底进行治疗，即使已经没有任何症状了，也要坚持继续治疗，不可掉以轻心。同时，也要重视性伴侣的治疗。

五、 中医认识阴道炎

中医没有阴道炎病名，针对其临床表现的白带增多、阴部瘙痒的症状，中医归入"带下病""阴痒"范围。认为造成这些症状的原因与湿邪有关，是由身体虚弱脾肾亏虚、湿浊不化、流注在下导致；或者是由肝经郁热、合于湿邪、湿热下注导致；或者性生活不洁，导致湿毒侵入而造成。一般可采用外用清热祛湿的含中药的洗液进行阴道冲洗治疗。脾虚型的，可见带下量多、色白黏稠、无臭气、面色较黄、疲倦食少、手脚不温、便溏稀，适宜服用参苓白术散（丸、胶囊）或补中益气丸，口服，每次6克，每天3次。湿热型的常见带下量多、色深，或黄白相间，或黄绿有泡沫，或色白如豆渣或凝乳状，或如脓似血，阴痒痛灼热，阴唇红肿溃烂，伴有尿频、尿急、尿痛等，口干口苦，建议服用龙胆泻肝丸，每次6克，每天3次。具体治疗可咨询医生后确定。

同时对于脾虚的女性可常服用莲子粥：取莲子50克，红枣10枚，糯米适量，煮粥，每天分2次服；或者服用白果薏米莲子汤：白果15个（去壳），生薏米30克，莲子30克，共煮烂，调味饮用，每天1次。

第三节

贫血

——孕期常见的并发症

一、 什么是贫血

贫血是指血液内的血红蛋白低于正常值的下限。据统计，女性患贫血的比例相当高，平均每 4 ~ 5 个女性中，就有 1 个是贫血患者。这主要是因为女性每个月经期会流失血液，如果饮食又不注意，就很容易发生贫血。贫血表现通常为皮肤苍白、面色无华、疲倦、乏力、头晕、耳鸣、记忆力衰退和思想不集中等。最常见的是缺铁性贫血。缺铁性贫血是红细胞总数不少，但是每个红细胞"个头"小，血红蛋白低于正常值。

二、 孕期易患贫血的原因

据调查 40% 的孕妇会发生缺铁性贫血。孕期由于胎儿的影响，孕妇全身的血量增加，血液等于被"稀释"了，稀释的血液需要铁，胎儿的生长、胎盘的发育需要铁，再加上分娩时难免要有一定程度的失血，整个孕期对铁元素的需求增加，而正常的饮食中每天含铁量仅 10 ~ 15 毫克，如果孕妇每天从体外得到的铁少于身体所需补充的铁，就会慢慢发展成为贫血。

三、 贫血对准妈妈和胎儿的影响

贫血对母亲的影响主要为感觉心慌，有时会感到气喘、憋闷、头晕；

机体的抵抗力降低，孕期、产时或产后发生并发症的机会较多。胎儿发育也需要铁，有的女性会担心自己贫血会不会影响孩子的发育呢？其实，母体缺铁与否，胎儿总是按其需要摄取铁，只有准妈妈患有严重的贫血时，才可能导致胎盘缺氧，影响胎儿生长发育，甚至发生早产或者胎死腹中。看到这里，准妈妈肯定大大地松了一口气吧。但是宝宝出生头四个月内身体的微量元素都源于在妈妈体内的储备，因此，还是要重视贫血的预防，这样才是一个对宝宝、对自己负责任的好妈妈。

四、 未病先防——怎样预防贫血

（一） 多食用含铁丰富的食物

要均衡摄取肝脏、瘦肉、蛋黄、谷类等富含铁质食物。肉类中含铁量最多的是动物肝脏，特别是猪肝；鸡血、鸡肝含铁量也较高；大豆中含铁丰富，但其所含的铁较动物性来源的铁吸收率要稍差一些。另外许多蔬菜含铁质很丰富。如菠菜、芹菜、油菜、番茄、海带、黑木耳、紫菜、荠菜、黑芝麻、藕粉等，还有芝麻酱含铁量也高，容易被女性朋友接受。水果中桂圆、香蕉、杏、枣、橘子等均含有丰富的铁质。另外建议平时炒菜最好使用铁锅、铁铲，对补铁很有帮助。

（二） 改变一些不良生活习惯

现在一些时尚女性，为了保持体形，平常以素食为主，甚至以水果或者蔬菜当正餐度日，这种生活习惯很难保证摄入足够的铁。一方面蔬菜、水果中铁的含量没有肉类多；另一方面植物中含有的草酸、磷酸及大量的膳食纤维，也会降低铁的吸收率，长期以蔬菜、水果为主食，非常容易导致贫血，应与肉类搭配食用。其次饮用茶、咖啡也要适量，因为茶叶中的鞣酸和咖啡中的多酚类物质，可与铁形成难以溶解的盐类，抑制铁质吸收。特别是经期，更要避免饮用咖啡与茶。另外女性使用化妆品要谨慎，一些劣质化妆品中常常含有铅等有害物质，也能导致血红蛋白合成减少。

（三） 孕期怎样注意

在孕期特别是孕早期，由于孕吐的关系，很多孕妇没有什么胃口，这就需要多想点办法，变着花样把饭吃好，把营养补充全面。比如说，孕妇不想吃肉，怎么办呢？我们可以把瘦肉剁成馅，包成馄饨，做成酸汤，是不是会好一点呢？另外饮食要多样化，不能拘泥于一种形式，如把大枣洗净当零食吃，一样可以起到补血的效果。又比如孕妇吃了猪肝就难受，那也没有必要强迫自己吃，用芝麻酱蘸馒头、调凉菜，或者吃些黑木耳，同样能够补铁。总之对于预防缺铁性贫血，食物的多样化非常重要。定期检查血红蛋白、红细胞计数，以便及早发现，及时治疗贫血。如果真的出现了贫血，孕妇也不要过于紧张，紧张的情绪对母亲和胎儿的影响，要比轻度贫血本身造成的影响大得多。同时认真查找原因，排除寄生虫或其他病因，积极治疗，一定会平稳度过孕期。

五、 既病防变和愈后防复——贫血的治疗

孕期贫血的治疗，关键在于把握一个"度"。轻微的贫血可以采取食补的方法进行纠正，多吃富含铁的食物，也可以用一些药膳来进行调整。中度以上贫血应该在加强营养的基础上使用一些铁剂，毕竟这个办法能够在较短时期内改善贫血的程度，而且疗效确切。要抛弃那种"吃药总是不好"的观念，因为铁剂和钙剂一样，只是对某种元素的直接补充，和其他功能性药物不同，其代谢过程一般不会对身体有负面影响。选用铁剂要注意用一些对准妈妈胃黏膜刺激小的制剂，如多糖铁复合物、琥珀酸亚铁等，这些药物选择一种，每天 2～3 次，饭后服用，程度轻的 1 个月即可有效。

贫血得到改善后，最好到医院进行化验，以了解是否恢复到正常范围。针对造成贫血的原因采取相应措施，防止复发。

六、 中医认识贫血

中医认为贫血与脾胃虚弱，不能化生充足的气血有关，在临床上属于

"血虚"证范畴。多见面色苍白、头晕眼花、气短心悸，或者面色萎黄、食欲缺乏、腹胀便溏等，舌淡脉弱。可用八珍汤（党参、白术、茯苓、甘草、当归、芍药、川芎、熟地）来养血安胎。也可服用阿胶口服液、生血丸等中成药。

最后给大家分享几个药膳方，对纠正贫血有积极的作用。

（一） 芪归鸡汤

生黄芪 100 克，当归 30 克，党参 30 克，白芍 20 克，葱、姜、黄酒、盐各适量。将鸡宰杀、洗净，生黄芪、当归、党参、白芍放入鸡腹中，入锅中加葱、姜等调料炖煮，以鸡肉熟烂为度，食肉饮汤，一日一次。若病情较重可改党参为西洋参 10 克，效果更佳。

（二） 阿胶瘦肉汤

瘦猪肉 100 克，阿胶 15 克，生姜、胡椒、葱、味精各适量。先将猪肉放入砂锅，加水适量，放入生姜、胡椒、食盐，用文火炖熟后下入阿胶炖化，调味后饮汤食肉，隔天一次，连续食用一个月。

（三） 八味养血粥

糯米 200 克，薏仁 50 克，赤小豆 30 克，红枣 20 枚，莲子 20 克，芡实 20 克，生山药 30 克，白扁豆 15 克。先将薏仁、赤小豆、芡实、白扁豆入锅内煮烂，再放入糯米、大枣、莲子同煮。最好将去皮的生山药切小块加入上述原料中煮，以烂熟为度。每天早晚食用，连续二十天为一疗程。

（四） 首乌芝麻鸡

何首乌 150 克，黑芝麻 50 克，未下蛋的母鸡 1 只（约 500 克）。先将鸡宰杀洗净后，去头足，再将首乌、芝麻纳入鸡腹，用白棉线缝合，放入砂锅内煲至鸡烂熟，即可食用。每天一次，连续食用一个月。

（五） 大枣木耳汤

大枣、黑木耳各 15 克。先将大枣、黑木耳用温水泡发洗净，放入小碗内，加水及冰糖适量，隔水蒸至大枣烂熟，即可食用，每天二次。

（六） 菠菜粥或猪肝菠菜汤

菠菜粥：将菠菜适量放入沸水中烫数分钟后，切碎，放入煮好的粳米粥内食用。

猪肝菠菜汤：猪肝、菠菜各200克，盐、酱油、味精、花椒水、猪油各适量。将猪肝切成小薄片，菠菜洗净切段，放入锅内加调料煎汤食用，每天一次。

（七） 龙眼肉粥

龙眼肉、莲子各15克，糯米100克。莲子去心与龙眼肉、糯米一起煮烂成稀粥，每天早晚空腹服。

（八） 红枣香菇粥

红枣15枚，香菇25克，糯米适量，与红枣、香菇一起煮烂成粥食用，每天一次。

（九） 黑芝麻粥

黑芝麻30克，炒熟研末，同100克粳米，煮粥食之。孕妇常吃，能辅助治疗妊娠贫血。

第四节

早孕反应与妊娠剧吐

——反应太大也是病

小梅怀孕了，家人都很开心，偶尔看到小梅恶心难受，婆婆还总是喜滋滋地说：这是害喜呢！但是小梅"害喜"越来越严重，到了"水米不进"的地步。家人这下着了慌，赶紧把小梅送到了医院。医生说，小梅这是"妊娠剧吐"。家人简直闹不明白，谁怀孕了没有反应啊，怎么到小梅这儿，就成了病了？

俗话说的"害喜"，就是我们通常提到的早孕反应，是指孕妇在怀孕早期出现的恶心、呕吐、食欲缺乏、头晕、倦怠等症状，这是一种正常的生理反应，一般在最后一次月经后 6 周左右出现，8 周左右达到高峰，12 周左右逐渐消失。但是也有少数孕妇会出现剧烈呕吐，严重时吃什么吐什么，并持续存在，常常影响正常工作和生活，这种现象在医学上称为妊娠剧吐。

一、 为什么会出现早孕反应和妊娠剧吐

早孕反应的出现，一般认为是和孕妇血液中由于怀孕而产生的绒毛膜促性腺激素有密切关系，该激素水平急剧上升，就有可能发生妊娠剧吐。同时孕早期糖类代谢发生改变，身体对高血糖或低血糖较敏感，过饱或饥饿都会引起呕吐。此外，还与孕妇自主神经系统功能紊乱有关，孕妇情绪紧张、压力较大，如对怀孕心存恐惧、家庭成员关系不融洽等，都有可能引发妊娠剧吐。

二、 妊娠反应和妊娠剧吐的临床表现

（一） 妊娠反应

正常的妊娠反应一般表现为晨吐，早晨空腹时有轻度的恶心、呕吐，伴挑食、头晕、乏力，但是基本不影响正常的生活和工作。

（二） 妊娠剧吐

轻者除频繁呕吐外，有时伴有失眠和便秘，但体温、脉搏正常，体重减轻不明显；重者不能进食、进水，全身乏力，明显消瘦，小便少，化验发现尿液中出现酮体，伴有脱水和电解质紊乱等症状。

三、 妊娠反应和妊娠剧吐的不良影响

（一） 妊娠反应

妊娠反应是一种正常的生理反应，对胎儿和孕妇的影响都不大。有的孕妇过于担心孕早期胎儿的营养，这是没有必要的。每次呕吐虽然看上去吐出了很多东西，但是仍然有不少一部分食物留在消化道，这些成分是能够被吸收并供给胎儿使用的。

（二） 妊娠剧吐

1. 对胎儿的影响　胎儿生长发育所需的营养要靠母体通过胎盘供给，所以妈妈的营养状况关系到胎儿在子宫内的生长发育和出生后的健康。妊娠前 3 个月是胚胎初步形成的关键时期，这个时期如果营养极度缺乏，就可能造成一些不良后果，如流产、早产、畸胎、宫内发育迟缓，甚至发生胎儿宫内死亡。同时妊娠剧吐往往会使孕妇对妊娠产生抗拒、恐惧的心理，也会导致孩子出生后对于沮丧和焦虑等方面的情绪不能够进行很好的调节，容易造成孩子胆小脆弱、情绪易激动、行动畏缩。

2. 对孕妇的影响　由于不能及时得到足够的营养物质，孕妇的体重下降，抵抗力降低，以至于容易感染疾病，危及孕妇健康。

四、 未病先防——正确认识妊娠反应和妊娠剧吐

心情舒畅、情绪平稳，避免紧张、激动、焦虑、忧愁等消极状态，保证充足的睡眠和休息，家属应该多给予精神安慰，增加孕妇情绪的自制能力。这些都有助于减轻妊娠呕吐的程度。

五、 既病防变——积极应对妊娠反应和妊娠剧吐

宜多吃清淡、易消化的食物，少吃油腻食物，并注意少吃多餐。如果发生频繁呕吐，应适当禁食，待呕吐症状缓解后再进食。可以喝些面汤、粥等，随着症状减轻可慢慢增加食量，使孕妇有逐渐适应的过程。孕期食

欲及饮食习惯常有改变，常偏爱某些食物，如酸性食物、辛辣食物，应注意不要偏食，保证营养充足，以利于胎儿生长发育的需要。

以下食疗方法可减缓早孕反应。

（1）燕麦粥：燕麦 30 克，大米 50 克，小南瓜 1 个，葱花、盐适量。将南瓜洗净，削皮，切成小块；大米洗净，用清水浸泡 1 小时。锅置火上，将大米放入锅中加水，大火煮沸后转小火煮 20 分钟；然后放入南瓜块，再煮 10 分钟；最后加入燕麦，继续用小火煮 10 分钟。出锅前加适量盐和调味品。因燕麦的锌含量在所有谷物中最高，而且含有丰富的维生素 B_1、氨基酸、维生素 E 等；同时还含有一种燕麦精，具有谷类的特有香味，能刺激食欲，特别适合孕早期有孕吐发生的准妈妈。但是燕麦吃得太多，会造成胃痉挛或胀气，应适量食用。

（2）陈皮卤牛肉：把陈皮用水泡软，葱洗净切断；牛肉洗净切成薄片，加酱油拌匀，腌 10 分钟左右；将腌好的牛肉放到热油里，油炸到稍干一些；把陈皮、葱、姜先爆香，然后加入酱油、糖、水和牛肉炖至卤汁变干，即可食用。瘦肉类含有丰富的 B 族维生素，可减轻怀孕早期的呕吐症状，还可减轻精神疲劳等不适。姜和陈皮也有助于止呕。

（3）烤三明治：面包 1 个，葡萄干、杏仁片、核桃、樱桃、苹果酱等适量。把面包放在烤箱里稍烤一下，取出切成小块；先在表面上抹上一层苹果酱，然后把葡萄干、核桃、杏仁片和樱桃放在上面即可。葡萄干、核桃都有止吐作用，还可减轻孕妇的烦躁情绪，也有助于减轻孕吐。

越是害怕呕吐，症状会越明显。我们发现，赋闲在家的准妈妈反而更容易发生恶心呕吐的现象，坚持工作的准妈妈在一定程度上转移了注意力，较少发生呕吐。所以要进行适当的文体活动，阅读书报，夫妻愉快交谈，尽可能地转移和分散注意力。

如果发生妊娠剧吐，应尽快到医院进行治疗，必要时输液治疗，补充体液、减轻呕吐，维持电解质平衡。

六、 中医认识妊娠剧吐

中医认为妊娠剧吐与孕妇身体内气机上逆，胃失去调和顺降有关。常见于孕妇脾胃虚弱、肝胃不和、气阴两亏或痰湿阻滞等情况。脾胃虚弱型的多见于妊娠早期恶心、呕吐，主要呕吐清涎或食物，腹胀闷，头晕，疲倦，嗜睡；肝胃不和型的可见妊娠早期恶心、呕吐、胸胁满闷、叹息、头胀而晕、口苦咽干；气阴两亏型的表现为乏力、消瘦、发热口渴、尿少便秘、唇舌干燥；痰湿阻滞型的主要在妊娠早期呕吐痰涎、口中腻、不思饮食、头晕。因此，在临床上要结合呕吐以外的其他表现和症状，确定属于何种类型，给予治疗。属于脾胃虚弱证的可用香砂六君子丸；痰湿阻滞证的可用二陈丸；肝胃不和证的可服用左金丸；气阴两亏证的可服用生脉饮口服液。

也可通过食疗方法来缓解症状，如用生姜调服，生姜为止吐圣药。进食前或后口含生姜一片，可有效减轻呕吐。或者用熏蒸法，取香菜一把，苏叶、藿香各3克，陈皮、砂仁各6克，煮沸后倒入大壶内，以茶壶口对准孕妇鼻孔，令闻吸其气。一般用药后顿觉舒适，不再呕逆，之后即可试吃少量易于消化的食物。

第五节

先兆流产

——准妈妈恐惧的事情

每位妈妈都希望能拥有一个平安顺利的孕期。在这个过程中，妈妈们最担心的就是孕期出现"见红"。见红就是阴道出血，人们很容易把孕期阴道出血和流产联系起来。

流产是指怀孕在 28 周之前终止。发生在 12 周以前的叫作早期流产，12 周到 28 周之间的叫作晚期流产。流产是妇产科常见的病症，发生率大约占全部妊娠的 15%～20%，而这些流产中大多数为早期流产。近年来，早期妊娠后出现"见红"的比较常见，就是妇产科讲到的"先兆流产"。因此要把预防流产的重心放在孕早期，提高警惕，做好预防。

一、 为什么会发生流产

流产的原因较多，也比较复杂，50%～60% 的早期流产是由于受精卵的染色体异常引起的。染色体异常包括数目异常和结构异常。数目异常如 21-三体综合征，也就是"唐氏综合征"就在此列；结构异常一般是受精卵染色体在复制过程中发生易位、缺失、倒位等。这些有缺陷的受精卵很难成活，一旦发生异常就会以流产的形式表现出来。极少数缺陷孕卵能发育成胎儿，甚至出生后可以存活，但是这样的胎儿是带有先天性疾病和畸形的。晚期流产则主要与母体因素有关，少数为胎儿因素。母体因素包括子宫发育不良或畸形、内分泌平衡失调、感染性疾病及免疫因素等。还有一些外界不良因素，如放射性物质、某些化学物质、病毒、吸烟、噪声等，都可能导致流产。精神因素（如极度忧虑、伤感等情绪）也可能引起流产。总结起来主要有以下几个方面。

（一） 胚胎发育不全

孕卵异常是早期流产的主要原因，受精卵存在某种缺陷，致使胚胎发育到一定程度而终止。

（二） 内分泌功能失调

受精卵在妈妈体内孕激素作用下，才能在子宫壁上着床，生长发育成胎儿。当体内孕激素分泌不足时，子宫内膜发育不良，子宫内膜就会像一张不够柔软的床，或是不够松软的土地，影响到受精卵的发育，容易引起流产。其他还有一些激素，如前列腺素、甲状腺激素等过高或过低都会对子宫、胚胎造成影响，导致流产。

（三） 生殖器官疾病

子宫畸形，如双角子宫、纵隔子宫、子宫发育不良；盆腔肿瘤，如子宫肌瘤，特别是发生在子宫内膜附近的肌瘤，更易影响胎儿的生长发育而导致流产。而发生中晚期流产的原因中，子宫内口松弛是发生习惯性流产的主要原因。

（四） 孕妇全身性疾病

孕妇感染疾病，如流感、伤寒、肺炎等急性传染病，细菌毒素或病毒通过胎盘进入胎儿体内，使胎儿中毒。孕妇发高烧也可刺激子宫收缩而引起流产。孕妇患有重度贫血、心力衰竭、慢性肾炎和高血压等慢性病，也会造成胎儿宫内缺氧而致流产。孕妇营养不良，特别是维生素缺乏，以及汞、铅、酒精中毒均可引起流产。

（五） 免疫功能异常

受精卵的一半来自丈夫，一半来自妻子，受精卵在妻子的子宫着床，就是一个半同种异体移植过程，需要妻子的免疫系统能很好地接受这个"异物"。一旦母胎之间的免疫平衡被打破，就有可能出现流产。另外，准妈妈自身免疫功能异常，也会导致流产甚至复发性流产。

（六） 外伤

孕妇的腹部受到外力的撞击、挤压，以及孕妇跌倒或参加重体力劳动、剧烈体育运动；腹部手术如阑尾炎，或卵巢囊肿手术均可引起子宫收缩而发生流产。孕妇的情绪受到重大刺激，过度悲伤、惊吓、恐惧，及情绪过分激动，可引起孕妇体内环境失调，促使子宫收缩引起流产。

二、 先兆流产的表现

阴道流血或渗血，是流产先兆。我们把这一条放到最主要的位置，提醒孕妇提高对阴道出血的警惕性。

三、　正确认识先兆流产

出现阴道出血，首先不要恐慌。要意识到这只是身体发给你的一个信号，要考虑自己是不是太劳累了？有没有吃什么冰冷或刺激的食物？是不是两个人亲密接触有些频繁等。镇静的情绪对于先兆流产是有帮助的，而恐慌的情绪只能让事情变得更加糟糕。在尽快就医的同时要认识到，这个信号本身可能意味着孕卵存在问题，就是说有可能是这颗"种子"不够健康，这是一种重要的自然筛选现象。如果是这样，倒不如顺其自然。因此，出现先兆流产要查找原因，切不可自乱阵脚或盲目用药。

四、　未病先防——积极预防先兆流产

虽然很多早期的流产是因为受精卵质量问题，但是怀孕后还是要积极应对，保护好自己和胎儿。

（一）　饮食方面

注意避免吃过于刺激的食物。过于辛辣、过凉食物应不吃或少吃。曾经有一位准妈妈，告诉医生自己近日出现暗红色分泌物。医生和她一起分析了种种原因，都说没有，最后闲聊起来她说自己和丈夫两个人都还像孩子一样，过年的时候抢冰激凌吃……医生才恍然大悟，告诫她不要再食用凉东西，原因解除了，出血自然就得到了控制。

（二）　生活方面

一是不要劳累。孕期需要适当的运动，但是像拖地板、提重物、登高取物等动作就不要再做了。从事长时间坐办公室的工作，特别是会计等性质比较特殊的工作，也要注意不要长时间加班，避免久坐。二是保持情绪平稳，要有做妈妈的意识，遇事不慌，不能过于任性，发脾气、愤怒等过于激烈的情绪对孕妇和孩子都是有伤害的。三是在性生活方面，虽然现在不提倡早孕期间完全避免性生活，但是也应适当控制，防止其对胎儿造成不良影响。

五、 既病防变和愈后防复——发生先兆流产怎么办

出现阴道出血，首先要了解出血量的多少。判断出血量，一般以月经量作为比较的标准。如果没有见到明显的血液，只是有一些暗红色或咖啡色的黏液，或者仅仅是淡红色的痕迹，这样的出血量就是很少的。这种情况建议立刻卧床休息。这一点要取得家庭成员的理解和配合。如果是单纯劳累或者情绪因素引起的极少量阴道出血，仅仅依靠休息就可以收到效果，但是一定要在医生指导下结合胚胎状况进行。曾经遇到过一位孕妇，末次月经40多天发生阴道少量出血，以为自己要来例假但是迟迟"下不来"。到医院确诊是怀孕后，马上休息进行保胎，后出血停止，孕期顺利，孩子健康。这类病例提示我们：在轻微的一过性阴道出血中，休息可以说是非常主要的治疗手段。

第二种情形就是出血量较多，见到了鲜血，或孕妇有明显的血液涌出的感觉，这个时候必须卧床休息，并应尽快到正规医院进行检查。去医院路途要采取卧姿，尽量避免走路，按照医生的建议进行必要的检查。按照检查结果进行对症处理，如孕激素水平低的，补充孕激素；孕妇有原发疾病的，积极进行治疗等。如果是一过性的出血，出血量即使能湿透卫生巾，仍然可以根据胎儿状况积极保胎治疗。但是如果出血量如月经量，且持续数周，反复出血，治疗效果不好，这时候就要考虑是否存在胚胎不健康的可能。例如，临床上有三个孕妇都在发生阴道出血后，多方努力坚持保胎，经过休息不见好转，最后是中药西药一起用，保胎期间多次发生阴道出血。医生劝其放弃，但是准妈妈都不忍心。最后胎儿是保住了，但是出生后都发现不同程度的先天缺陷。1例是脊柱裂，出生后即夭折；2例是先天性心脏病，其中1例还伴有轻度的小脑发育不良。务必意识到，孕12周以内是胎儿神经系统和心血管系统建立的时候，这个关键时期的阴道出血，必须引起每一位准妈妈的高度重视。

如果流产不可逆转，要及时到医院检查，必要时进行清宫术，使妊娠

物完全排出。流产后要注意休息，最少4周。这期间注意避孕，暂不进行体育锻炼。流产后心理上的不快是难免的，但不要因一次自然流产而背上不必要的心理负担，比如自责和恐惧。早期流产中大多数流掉的只是不可能发育成正常胎儿的"妊娠废物"，是一种减少先天畸形的自然筛选现象。关键是要做好后续工作，为下次顺利妊娠做好保障。

自然流产尤其是反复多次自然流产后，要及时做一些检查，寻找发生流产的原因。应做以下几项检查。

（一） 男方精液检查

精子活动力差、畸形率高都会影响精子与卵子结合。有缺陷的精子即使能和卵子结合，也往往会发生流产。

（二） 女方排卵和黄体酮功能

月经不调者不易怀孕，也容易发生流产，要积极纠正。黄体功能不好的，通过检查也可以明确诊断，便于有针对性地进行预防。

（三） 女方生殖器官检查

了解子宫是否存在畸形或者子宫肌瘤等限制宫腔扩张的情况，是否有宫颈口松弛等病因，并积极加以解决。

（四） 染色体检查

如果父母双方有一方查出染色体不正常，可到医院进行遗传咨询，积极进行干预。对于反复流产的准妈妈，建议也要到医院的遗传门诊进一步检查。

（五） 女方全身体检

是否患有传染性疾病，如急性肝炎、肺炎等；是否患有慢性病，如慢性肝炎、甲状腺功能低下或亢进等；是否患有自身免疫性疾病，等等。如果内分泌系统紊乱，也可导致胎盘缺血缺氧而引起胎儿流产。

如果流产后再次怀孕，什么时候合适呢？一般来说避孕半年，待精神状况和身体状况都正常后再考虑怀孕。要避免接触有毒或放射性物质；电脑工作者要把工作时间控制在每周20小时以内；要保持情绪稳定，生活规律有节，以健康的身心迎接新生命的降临。

六、 中医认识流产

中医学认为导致流产的原因是胎元不固，这与先天精气不足，或者胎元有缺陷有关；同时也与母体气血不足、肾气虚弱、感受热邪、有癥积包块占据子宫、外伤等因素有关。需要根据临床辨证，分别给予益气养血、补肾填精、滋阴清热等方法，饮食方面多饮用营养丰富而易于消化食物，如牛奶、豆浆、水果、鱼汤、肉汤等。平素脾胃虚弱、食少腹胀的孕妇，宜多服用健脾补气之品，如党参、黄芪、山药、莲子肉、木耳等，忌食生冷食物。如果是平时内热重、大便干结、小便黄赤的孕妇，应忌食辛辣刺激食物，如姜、蒜、韭菜等。先兆流产孕妇忌食干姜、肉桂、桃仁、螃蟹、龟肉等。

根据不同证型的特点，可以选用简易的食疗药膳来防治先兆流产。

（一） **气血不足型**

妊娠期阴道少量出血、色淡红、质稀薄、神疲乏力、心悸气短、腰酸、腹胀或小腹坠痛。

1. **阿胶蛋白羹**　鸡蛋 1 只，阿胶 9 克。将鸡蛋去壳调匀，以清水 1 碗煮沸，加入阿胶溶化，食盐调味服食。

2. **益母草花人参炖鸡**　益母草花 10 克（鲜品 20～30 克），人参 25克，鸡脯肉 100 克，熟火腿片 50 克，蛋清 1 个，盐、酒、鲜汤、淀粉适量。益母草花去梗、萼，洗净。人参洗净，切成薄片，放入汤碗里加鲜汤并盖上盖，上笼蒸至熟透取出。鸡脯肉切成片，用蛋清、精盐、干淀粉拌和上浆。火腿切薄片。锅内加鲜汤烧开，放入上浆的鸡片划散，取出沥去水分。原锅倒入蒸人参的汤汁，放入火腿、精盐、酒、白糖葱姜水。烧开后撇去浮沫，放入益母草花瓣、鸡片、味精、人参，改慢火煨片刻，起锅即可食用。

（二） **肾虚型**

妊娠期阴道少量出血、色淡偏暗、腰酸、小腹坠痛，或多次流产，并见头晕、耳鸣、小便频数、夜尿多。

1. 莲子萸肉糯米粥　莲子肉 60 克，山萸肉 45 克，糯米适量。将 3 味洗净后同放锅中加水，用文火煮熟后即可食用。

2. 黑豆菟丝粥　黑豆、菟丝子各 30 克，糯米 100 克。将菟丝子用布包好，与黑豆、糯米一起下锅，加水适量煮成粥后食用。

3. 山药桂圆粥　鲜生山药 100 克，桂圆肉 15 克，荔枝肉 3 ~ 5 个，五味子 9 克，白糖适量。先将生山药切成薄片，与桂圆、荔枝（鲜）、五味子同煮粥，加入白糖。晨起或晚睡前食用。

（三）　**血热型**

妊娠期阴道少量出血、色鲜红，腰酸胀、小腹坠痛，并见心烦不安、口干咽燥、手心烦热、大便秘结、小便短少色黄。

1. 地黄麻根粥　生地黄 30 克，苎麻根 30 克（鲜品 60 ~ 90 克），糯米适量。将生地黄、苎麻根、糯米加入适量水同煮成粥，加食盐调味食用。

2. 木耳芝麻茶　黑木耳 60 克，黑芝麻 15 克。将黑木耳 30 克入锅中，不断翻炒，炒至略带焦味时起锅待用。再炒黑芝麻，炒出香味即可，然后加水约 1500 毫升，同时入生、熟黑木耳，再用中火煮沸约 30 分钟，起锅过滤，装在器皿内待饮。每次饮用 100 ~ 120 毫升，可加白糖 20 ~ 25 克。亦可将炒后的木耳及炒香的黑芝麻同生木耳一起研末。每次用 5 ~ 6 克，加开水 120 毫升，泡水代茶服用。

3. 荸荠豆浆　豆浆 250 克，荸荠 5 个，白糖 25 克。用沸水烫荸荠 1分钟，捣茸放入净纱布内绞汁待用。生豆浆放入锅中用中火烧沸，掺入荸荠汁水。待再沸后，倒入碗内，加白糖搅匀即可饮服。

预防习惯性流产的食疗方：将鸡蛋和艾叶一同放入锅中煮，熟后食蛋。从妊娠后开始服每天 1 次，连服 7 日以后每月定期服 1 次，每次食 2个，服至妊娠足月为止。注意煮蛋忌用铁锅。

第六节

宫外孕

——需要高度重视的病症

一、 什么是宫外孕

宫外孕，顾名思义，是指发生在子宫以外的妊娠。我们都知道，正常的卵细胞是在输卵管的壶腹部遇见精子，结合成受精卵的。在正常情况下，受精卵会由输卵管迁移到子宫腔，在那里安家落户，就是我们说的"着床"，从而在子宫腔这个适宜的环境中慢慢发育成胎儿，也只有子宫能够在空间和血液循环等方面满足不断生长的胎儿的需要。但是由于种种原因，受精卵在迁移的过程中出了岔子，或是速度发生变化，或是某个环节出错，它没有在子宫内着床，而是在别的地方停留了下来，这就造成了宫外孕，医学术语叫异位妊娠。异位妊娠可能发生在输卵管、输卵管和子宫交界、卵巢、腹腔、子宫颈等处，其中有95%发生在输卵管。在子宫以外的位置尤其是输卵管发生妊娠，不但不能发育成正常胎儿，而且还充满了危险。

为什么这么说呢？因为随着受精卵的生长，对生存空间的需求越来越大。而输卵管只是一条直径只有1~2毫米的狭窄管腔，达到极致也不过5~6毫米，这对受精卵的生长极为不利。而且输卵管管壁薄，孕卵发育到一定程度，必会因空间限制导致胚胎停止发育，或输卵管破裂。输卵管妊娠破裂是宫外孕最为严重的后果，不仅是单纯的输卵管破裂，而且容易因输卵管血管破裂引起大出血，危及孕妇生命。我们普及有关方面的知识，就是要做好预防，避免输卵管妊娠破裂造成的危害。

二、 宫外孕的病因

由于发生在输卵管的异位妊娠最为常见，因此我们主要探讨宫外孕中的输卵管妊娠。造成输卵管妊娠的根本原因是孕卵在输卵管内停留过久。①输卵管出现输卵管黏膜炎或输卵管周围炎，导致输卵管变形、管壁蠕动减弱，直接影响受精卵运行；②既往输卵管妊娠史和手术史，都有可能影响孕卵的正常运行，阻碍它按时"到站"；③输卵管发育不良或功能异常，以及内分泌调节失常和精神因素等，均有可能干扰受精卵运送；④试管婴儿等辅助生殖技术的应用，增加了宫外孕的发生率；⑤使用宫内节育器避孕或口服避孕药失败，发生宫外孕的概率较大。

三、 宫外孕的一般症状

宫外孕虽然不是一种正常怀孕，但毕竟也是受孕。因此部分宫外孕患者还是会出现早孕症状的。除早孕反应外还会出现以下几种非常典型的症状。

（一） **有停经史**

一般都是在上次月经后 40 天左右。需要注意的是，有的宫外孕由于激素少于正常的怀孕，会导致阴道点滴状出血，准妈妈有时会误认为是月经来潮而不知道自己怀孕了。

（二） **腹痛**

90% 的患者会出现腹痛。主要表现为下腹一侧隐隐作痛，或有酸坠感。这是没有发生破裂的疼痛。

（三） **阴道出血**

一般少于月经量。

四、 宫外孕破裂的症状

宫外孕发生破裂，除了上述三个症状以外，还会出现以下症状。

（一） 剧烈腹痛

突然发生的下腹一侧撕裂样疼痛，逐渐向整个腹部蔓延，患者常常不能忍受，伴有恶心、呕吐，或肛门有坠胀感。

（二） 晕厥或休克

急性内出血和剧烈的腹部疼痛，往往引起患者晕厥或休克。患者面色苍白，出冷汗，四肢发冷。出血愈多愈快，症状的出现也愈快愈严重；严重程度和阴道出血量不成比例。

五、 未病先防——预防宫外孕

既然宫外孕是一种相当危险的疾病，那么就要对其保持高度警惕，在日常生活中做好防治宫外孕的保健，以减少宫外孕的机会或防止出现严重后果。如果你已做好了心理准备，准备做一位妈妈，承担一个女人最神圣的职责，那么就要让身体做好全方位的准备。

（一） 做好避孕

随着传统观念的不断改变，婚前性行为导致人工流产日趋普遍，而反复人工流产容易引发宫外孕。目前的宫外孕发生率与20世纪80年代相比已增加5~6倍。人流次数越多，发生宫外孕的概率越大。频繁地做人工流产，会导致子宫内创伤，还可能发生子宫内膜异位，胚胎不易在子宫内着床，就会转移到别的地方"安家落户"。因此无论是否生育，女性都应做好避孕，防止宫外孕。

（二） 防治慢性盆腔炎

慢性盆腔炎，尤其是输卵管炎是宫外孕发病的一个重要因素，女性千万不能忽视这个妇科常见病。育龄女性平时要注意个人卫生，杜绝不洁性生活。特别是在经期、流产后、产褥期要注意防止生殖系统感染，以免发生炎症。如有发生，应及时、正规、彻底治疗，以绝后患。

（三） 未生育不上环

上节育环的妇女中，会有 3% 左右的怀孕比例。即使上了节育环，出现腹痛症状也要考虑宫外孕。因此建议未生育或近期有生育计划的准妈妈尽量采取避孕套等工具避孕，不宜选择节育环这一避孕措施。

（四） 防止子宫内膜异位症

因经血倒流等各种原因引起的子宫内膜异位症，是发生宫外孕的高危因素。子宫内膜异位可能改变输卵管的形态和功能，尤其是子宫内膜异位在输卵管间质部时，受精卵在此安营扎寨的可能性很大。因此，女性在青春期就要做好经期保健，避免在月经期间进行剧烈运动。

值得注意的是，有过宫外孕史的女性，再次发生宫外孕的可能性较大。因此有过宫外孕史的女性，如果再次妊娠，最好在怀孕 40 天前后做一次 B 超检查，根据孕囊及胎儿心脏搏动所处位置，可以判定是宫内妊娠还是宫外孕，尽早消除隐患。另外早孕时期一旦出现不规则的阴道出血和腹痛，应及早就医，争取在尚未发生腹部剧痛，即在输卵管未破裂前做出诊断。

六、 既病防变——发生宫外孕怎么办

宫外孕并不难诊断，关键是怎样才能早发现。因此要提醒各位准妈妈，一定要重视不正常的"月经"。一旦月经发生延后或出现淋漓出血的情况，或怀孕后时常感到一侧小腹疼痛，就要及时到医院进行检查。发现自己怀孕了，也要尽快去医院做 B 超检查，以早期诊断"宫内孕"。这个"早发现"，只能够由准妈妈多一份细心来完成。

即使能够在破裂前确诊宫外孕，也要认真对待。正是因为其没有破裂，更要抓紧治疗，以免贻误时机。根据孕卵大小、着床位置和患者实际情况，一部分可以采取应用药物等保守治疗方案，但是大部分仍然以手术治疗为主。

如果是急性发作的输卵管妊娠破裂，大出血威胁到患者生命安全，必须马上联系医院，急救入院。在救护车来到之前，患者应当头低、脚高，保持安静，并准备好毛毯、暖水袋等物品做好保暖。入院后要尽快向医生讲述发病以来的细节，以便诊断。做好手术的心理准备，这是挽救生命必须的治疗方案。一个成年女性全身血容量4 000毫升左右，个别大出血严重的患者在腹腔内就回收了近3 000毫升血液，可见这种大出血对生命的威胁达到何种程度。不过，尚未生育的准妈妈也不要特别担心，手术可以保留输卵管，有的还可以进行显微手术，能够最大限度地保留生育功能。

七、 愈后防复——术后保健

（一） 多吃蔬菜、 水果

手术后身体较虚弱，常易出汗。补充水分应少量多次，减少水分蒸发量。汗液中排出水溶性维生素较多，尤其是维生素C、维生素B_1、维生素B_2，因此应多吃新鲜蔬菜、水果。

（二） 注意饮食和营养

蛋白质是抗体的重要组成成分，如摄入不足，则机体抵抗力降低。可多吃些鸡肉、猪瘦肉、蛋类、奶类、豆类和豆类制品等。

（三） 做好避孕

准备再次妊娠前，需要进行详细检查，除B超外还要再做输卵管通液，确定双侧输卵管通畅后方能妊娠。

（四） 注意经期卫生， 预防感染

抵抗力低时，尽量少去公共场所，注意保暖，预防感冒。

八、 中医认识宫外孕

中医认为本病的发生主要是孕妇先前体内存在瘀滞，经络不通，冲任二脉不畅，使得孕卵运行受阻；或者先天肾气不足，无力运送孕卵，使得孕卵在子宫腔外发育，日久导致胀破脉络，血溢于内，积存在腹内，造成

血瘀；或者失血在内，阴血暴脱，发生危证。临床根据病情的变化，给予活血祛瘀的治疗，如用宫外孕 I 号、宫外孕 II 号等；或者给予回阳救脱的治疗，如重用人参大补元气等。以上治疗必须由临床专业医生实施，不可自行用药。

下面这些药膳也具有一定的治疗作用。

1. 赤芍丹参饮　赤芍 15 克，丹参 15 克，红糖 50 克。先将赤芍、丹参加水 500 毫升，煎取汁 300 毫升，去渣加入红糖再煎 2 分钟，即可饮服，每天分 2~3 次服用。具有活血化瘀作用。

2. 花粉赤芍丹参粥　天花粉 15 克，赤芍 15 克，丹参 15 克，粳米 100 克。先将 3 味药用干净纱布包好，入锅煮至 20 分钟，去渣取汁 1 000 毫升，入粳米煮至粥成，即可食用。每天 1 次，连服 3~15 天为 1 个疗程。有活血化瘀、益气养阴的作用。

3. 黄芪当归桃仁鸡　炙黄芪 25 克，当归 15 克，桃仁 10 克，母鸡 1 只（约 1 000 克），葱、盐、生姜适量。将干净纱布包紧 3 味药物，与洗净母鸡同放锅中，放入清水淹没鸡，上加葱段、生姜片加盖，煮熟即可食用。饮汤食鸡，每天 2~3 次，宜常服，具有破瘀消积、养血益气的效果。

第七节

妊娠期高血压疾病

——严重威胁母婴健康

妊娠期高血压疾病是妊娠与血压升高并存的一组疾病，发生率大约是 5%~12%，该病严重影响母婴健康，是孕产妇和围产儿病死率升高的主要原因。这一组疾病包括以下几种：①妊娠期高血压；②子痫前期；③子痫；④慢性高血压并发子痫前期；⑤妊娠合并慢性高血压。这组疾病在初期往往不会有任何不适，但是却在无声无息中对妈妈和宝宝造成较大危害，因此一定要引起足够的重视。

妊娠期高血压疾病，顾名思义，肯定与血压升高相关。这就需要每位准妈妈在备孕期间就要做好准备，了解自己的血压状况。如果怀孕前就发现自己为高血压，应及时到心血管内科或高血压科就诊，查找病因，积极治疗，尽早有效控制血压，避免怀孕后加重；怀孕后也应及时告知围产期保健医生，因为慢性高血压患者发生胎盘早剥、胎儿生长受限等母婴风险会明显增加，医生会加强对孕妇血压和胎儿生长发育情况的监测，及时发现情况，及时进行干预。接下来，我们就重点介绍一下妊娠期高血压、子痫前期、子痫这三种疾病。

一、 怎么判断妊娠期高血压疾病

1. **妊娠期高血压** 怀孕 20 周以后出现高血压，收缩压 ≥140 mmHg 和（或）舒张压≥90 mmHg，产后 12 周内恢复正常。也就是说，此类高血压仅出现在孕期及产后，因而也只有在产后才能确诊是否属于此类型。

2. **子痫前期** 怀孕 20 周以后出现收缩压 ≥140 mmHg 和（或）舒张压≥90 mmHg，同时出现任何一种器官或系统受累及，包括心、肺、肝、肾等重要器官，包括血液系统、消化系统、神经系统的异常改变，包括胎盘-胎儿受到累及等。如出现蛋白尿或血小板减少、肝功能损害、肾功能损害、肺水肿、中枢神经系统异常或视觉障碍。

3. **子痫** 孕妇在子痫前期的基础上发生不能用其他原因解释的抽搐。这是子痫前期-子痫最严重的阶段，子痫抽搐进展迅速，对准妈妈和胎儿危害极大。

需要注意的是，妊娠期高血压、子痫前期、子痫这三种疾病是动态的、持续的、可延续的，可以理解为是同一组疾病的不同时期或不同状态。早期很多孕妇没有明显的自觉症状，只有在血压升高幅度较大时才有头痛、头晕、恶心、看东西模糊等感觉，因此很容易被准妈妈忽视。

二、 为什么会发生妊娠期高血压疾病

至今妊娠期高血压的病因和发病机制尚未完全阐明。可能涉及母体、胎盘和胎儿等多种因素，包括有滋养细胞侵袭异常、免疫调节功能异常、内皮细胞损伤、遗传因素和营养因素。但是没有任何一种单一因素能够解释所有子痫前期发病的病因和机制。这也是该病的难点所在。

三、 对准妈妈和宝宝的影响

妊娠期高血压的根源就是全身小血管的收缩，小血管痉挛加上血管内皮损伤，导致全身各脏器各系统的血液供应都减少，因此对母亲和胎儿均可能造成较大危害。

对准妈妈来说，高血压的程度和持续的时间是比较关键的，血压越高、威胁越大，会对准妈妈的心脏、脑、肾脏、肝脏、心血管、血液、内分泌及代谢造成不同程度的影响，如果不积极应对，任由病情发展，甚至会危及生命。

对宝宝来说，母体小血管痉挛会使胎盘的血液供应大大减少，而胎儿在子宫内正常生长发育完全依赖于母体的养料供给，胎盘的功能就像养料"转运站"，一旦出现胎盘功能下降，胎儿就无法获取充分的营养，生长速度势必减缓，因此妊娠期高血压孕妇的胎儿生长受限，出生体重常低于正常标准，而且对缺氧耐受力差；同时由于孕妇病情加重，常常需要提前结束妊娠，早产儿各器官发育尚不够健全，生存能力低下，导致新生儿死亡率增高。

四、 什么样的孕妇容易发生

孕妇年龄 40 岁以上，以前有过子痫前期病史，或患高血压、慢性肾

炎、糖尿病，本人孕前体重即超标（BMI≥35 kg/m^2），有子痫前期家族史（母亲、姐妹），本次为多胞胎、首次怀孕或妊娠间隔超过 10 年，以及早孕期血压≥130/80 mmHg 等，这些准妈妈发生妊娠期高血压的可能性相对较大。

五、 未病先防——妊娠期高血压疾病的预防

妊娠期高血压疾病的危害如此之大，有没有好的办法预防呢？妊娠期高血压疾病的发生与遗传、营养状态、营养摄取量等因素均有关系。其他普遍认同的因素有某些营养素摄入不足和过多，以及运动量过少等。因此，积极预防还是很有意义的。

（一） 注意生活规律

适当运动，经常散步以增强抵抗力，身体疲乏时马上休息，每天保证充足睡眠，感到不适赶快去看医生。

（二） 做好孕前准备

有糖尿病、肾病、贫血的准妈妈，平常要做好避孕，积极治疗疾病，根据医生建议决定怀孕与否。安排好自己的生活，在妊娠期有相对稳定的生活环境，最少应有定期进行产前检查的计划。尽量避免 40 岁以后生育。

（三） 定期产前检查

这是及早发现及预防妊娠期高血压疾病的最好方法，每次检查医生都会测量血压、验尿及称体重。要积极配合医生，孕期做一些必要的化验或检测，解除思想顾虑，做好孕期保健。不要有"能不吃药就不吃药"的认识误区，根据医生建议怀孕 4 个月就要开始补充钙剂，适时补充铁剂。

（四） 合理营养

合理营养是预防妊娠期高血压疾病的手段之一。许多准妈妈自认为很注重营养摄入，其实却存在很多误区，导致营养摄入不均衡。

进食需要多样化、均衡和适量。为指导人们合理营养，中国营养学会提出了食物指南，并形象地称为"营养金字塔"。从"营养金字塔"的底

层往顶端，塔基是最重要的粮谷类食物，占饮食中很大比重，此类食物（如米饭、面条、馒头等）每日应食用 400～500 克，其中 10% 为豆类。"金字塔"的第二层是蔬菜和水果，在金字塔中占据了相当的地位。每日蔬菜和水果摄入量 300～400 克，蔬菜与水果之比为 8：1。"金字塔"的第三层是奶和奶制品，以补充优质蛋白和钙，每日摄取量为 200～300 克。"金字塔"的第四层为动物性食品，主要提供蛋白质、脂肪、B 族维生素和无机盐，包括禽、肉、鱼（虾）、蛋等，每日摄入量为 100～200 克。"金字塔"塔尖为适量的油、盐、糖，量最少。

（五） 控制体重

备孕期讲控制体重，似乎与传统观念格格不入。但是体重的控制与营养的保障是不冲突的。由于肥胖者（BMI≥35kg/m²）妊娠期高血压疾病的发病率更高，所以更应引起足够的重视。建议有生育计划的准妈妈提前着手控制体重，以健康的身心迎接孕期的到来。

BMI 即体重指数，计算方法是体重（kg）除以身高（m）的平方。体重指数的正常范围是 18.5～24 kg/m²。例如一个 52 kg 的人，身高是 1.55 米，她的 BMI 就是 52（kg）/1.55²（m²）= 21.6 kg/m²。控制体重要按科学的方式来进行，可以在上述"营养金字塔"的基础上适当减少粮谷类食物的摄入量，或以适量粗粮替代；改变烹饪方式和饮食习惯，尽量减少油、盐、糖的摄入量，把体重维持在正常范围。

六、 既病防变和愈后防复——妊娠期高血压疾病的治疗

（一） 药物治疗

医生会应用一些降压药、解痉药、镇静药来缓解血管痉挛的程度，增加胎儿营养。如果医生判定为妊娠期高血压或子痫前期，会在门诊进行治疗，如果是重度子痫前期，就会要求住院进行治疗。作为患者，一定要听从医生的建议，高度重视。医生会在治疗中高度关注胎儿的状况，如果病情不稳定，必要的时候医生会考虑适时终止妊娠。在生产时，如果自然分

娩不顺利，为了避免病情加重，选择剖宫产的概率可能会相应增加。

（二） 精神和心理治疗

妊娠期高血压的心理治疗不容忽视。要解除思想顾虑，避免过度思虑。特别是住院后，要相信医生会竭尽全力协助自己渡过这一关，要减少对其他患者病情和治疗状况的关注，自觉远离一切不良刺激，是对自己和胎儿的保护。

（三） 辅助治疗

1. 适当休息　避免紧张、劳累的工作，注意放松。卧床休息时可多采取左侧卧位，因为增大的子宫多为右旋，左侧卧位能帮助子宫胎盘获得更多的血液供应。

2. 保证充足的蛋白质　多食用豆类、鸡蛋、牛奶以及鸡胸肉、鱼虾等含动物脂肪较少的高蛋白食物。

3. 补充钙、铁、锌及维生素　膳食供给充足的锌能够增强身体的免疫力；钙的充足供应对于妊娠期高血压也很有意义。同时适当补充维生素 C 和维生素 E，能够降低妊娠期高血压的反应。

七、 中医认识妊娠期高血压疾病

该病属于中医的子肿、子晕、子痫，其病根本原因为机体脏腑虚损、阴血不足，又与风、火、痰、瘀等邪气有关。经临床辨证后在医生的指导下，脾虚的可服用五苓散、补中益气丸、参苓白术丸；肾虚的服用济生肾气丸；肝风内动的可服用羚角钩藤汤；痰火上扰的可服用牛黄清心丸；气血亏虚的可服用八珍益母丸、十全大补丸。

食疗方面可选用以下膳食方利水消肿。

1. 鲤鱼汤加陈皮　鲤鱼 1 条，白术 10 克，生姜 9 克，白芍 12 克，当归 9 克，茯苓 12 克。将干净纱布包紧 5 味药物，与洗净鲤鱼同放锅中，加入陈皮，放入清水煎煮，鱼煮熟后食用鲤鱼。

2. 冬瓜老鸭薏米汤　冬瓜 200 克，老鸭 1 只，薏米 15 克，芡实 12

克，共同放于锅中煎煮，待鸭煮熟后食鸭肉，同时饮鸭汤。

3. **罗布麻鸭** 罗布麻叶 20～30 克，鸭肉 200 克。将罗布麻叶洗净，鸭肉切块后用沸水洗去浮沫。罗布麻叶装入布袋中，与鸭块同时放锅中，加盐、水、味精、黄酒，炖 1～2 小时肉熟为止，即可食用。可降压利水消肿。

4. **天麻鹌鹑** 天麻 5～10 克，白蒺藜 10 克，钩藤 15 克，鹌鹑 2 只。将天麻、白蒺藜、钩藤用袋装好扎口。鹌鹑去毛及内杂后洗净，用开水煮沸。将药袋与鹌鹑放锅中一起煮，加黄酒、水、盐、酱油，待汤水仅剩少量之时，捞去药袋，加味精、糖，饮汤食肉。

5. **海带炒豆干** 海带 150～200 克，豆腐干 200 克。将海带用水发透，切成丝，豆腐干切细丝。油热至八成时，入干丝翻炒，再入海带丝，加盐、水，煮沸 10 分钟左右，炒匀即可食用。

第八节

妊娠期糖尿病

——发生在特殊时期的糖尿病

小洁已经怀孕 26 周了，前几天去医院做孕检，发现血糖有点偏高。医生让她 3 天后再来做糖耐量检查，以判断是否患上了妊娠期糖尿病。小洁有点慌，自己的血糖一向正常，怀孕以来也没有任何不适的症状，家里也没有人得糖尿病，怎么现在会出现这样的情况？如果真的患上了妊娠期糖尿病，对宝宝会不会有影响，自己又该注意什么呢？

一、 什么是妊娠期糖尿病

首先我们来了解一下糖尿病。糖尿病，人们开始认识它的时候，就是因为在尿液中发现葡萄糖。正常人尿液中是不存在葡萄糖的，之所以能够在尿液中出现，是因为其血液中的葡萄糖含量超过了肾脏能够处理的范围，肾脏不能够将葡萄糖完全回收，结果遗留到了尿液。因此归根结底糖尿病的原因不在于尿液，而是在于血液。正常人血液中的葡萄糖含量主要是靠胰岛素来调节的，不管今天吃进去的糖有多少，或是又有几小时没有进食，胰岛素都能使血液中游离的葡萄糖基本保持在一个范围之内，因此不会产生糖尿。只有当体内胰岛素分泌减少或血糖调节功能出现缺陷的时候，这种控制能力减弱了，才会出现高血糖状态，因而发生糖尿病。

正常妊娠期糖尿病是指怀孕前未患糖尿病，而在怀孕时才出现高血糖的现象，其发生率为1%～3%。妊娠期糖尿病是糖尿病的一种特殊类型，在确定妊娠后，若发现有各种程度的糖耐量减低，或存在明显的糖尿病症状，不论是否需用胰岛素或仅通过饮食治疗，也不论分娩后这一情况是否持续，均可认为是妊娠期糖尿病。

二、 怎样确认患了妊娠期糖尿病

建议怀孕初期最好查一次空腹血糖，如果有异常马上进行妊娠期糖尿病筛检。如果正常，就要在怀孕24～28周之间进行妊娠期糖尿病筛检。目前采取的是75g口服葡萄糖耐量试验（OGTT）。方法是：试验前空腹12小时，先查空腹血糖，然后将葡萄糖粉75克溶于200 mL水中，5分钟内喝完，从开始喝开始计时，然后分别于服糖后1小时、2小时查血糖。正常值标准：空腹 < 5.1 mmol/L；1小时 < 10.0 mmol/L；2小时 < 8.5 mmol/L。按照现在的诊断标准，三项血糖数值中任何一项达到或超过上述标准，即可诊断为妊娠期糖尿病。

三、 为什么会发生妊娠期糖尿病

随着孕周的增加，胎儿对营养物质的需求量不断增加，葡萄糖是胎儿能量的主要来源。一方面，妊娠期内分泌变化会对糖代谢产生一系列影响，孕妇利用、清除葡萄糖的能力比平时增强；而到孕中晚期，身体的变化使孕妇对胰岛素的敏感性下降，对胰岛素的需求量增加，如果孕妇胰岛素分泌受限，就会使血糖升高而出现妊娠期糖尿病。另一方面，不少孕妇在孕期对饮食不加控制，吃得量大而精细，又偏好甜食，尤其是含糖量较高的水果，再加上活动量少，增加了患妊娠期糖尿病的可能。

四、 什么样的准妈妈容易得妊娠期糖尿病

（1） 年龄超过 35 岁；

（2） 妊娠前体重超过标准体重的 20% 或肥胖，曾发现糖耐量异常，或多囊卵巢综合征患者；

（3） 直系亲属中有人是糖尿病患者；

（4） 以前妊娠发生过妊娠期糖尿病，或出现过不明原因的死胎、死产、巨大胎儿（体重超过 4kg）、胎儿畸形和羊水过多的；

（5） 本次妊娠发现胎儿大于实际孕周、羊水过多，或孕妇反复出现外阴阴道假丝酵母菌病的。

五、 妊娠期糖尿病对准妈妈和宝宝的影响

由于高血糖状态的影响，可使胚胎发育异常甚至死亡，流产、早产、胎儿畸形、死胎等的发生概率高于正常孕妇。同时，"糖妈妈"发生妊娠期高血压疾病的可能性会比普通孕妇高 2～4 倍。如果未能很好地控制血糖，孕期及生产过程中容易发生感染，加重病情；还容易发生羊水过多，增加孕妇心肺负荷。因胎儿巨大，难产、产道损伤及手术概率增高，产程延长，容易发生产后出血。

对宝宝的影响主要是由于孕妇血糖升高时，多余的糖很容易透过胎盘到达胎儿体内，使胎儿发生高血糖，宝宝的血糖一旦升高，胰腺就会分泌出更多的胰岛素，用以代谢过多的葡萄糖。而宝宝血液中过量的血糖和胰岛素会让他生成更多的脂肪、蛋白质，体重也会增加成为巨大儿，增加出生时的风险。宝宝出生之初，体内还会持续分泌过多的胰岛素，但是宝宝本身的高血糖已经不存在了，因而可能会发生低血糖，影响宝宝的发育。另外胎儿高血糖可使胎儿肺成熟延迟，出生后容易发生呼吸窘迫综合征。

六、 既病防变和愈后防复——应该怎么做

即使确诊为妊娠期糖尿病，准妈妈也不要过于担心。治疗妊娠期糖尿病的目标，就是将血糖控制在正常范围，只要血糖控制得好，对妈妈和宝宝的不良影响就会减到最低。大部分人可通过饮食调整、适当运动将血糖控制在合理范围内。如果血糖仍然控制不好，就需要注射胰岛素来控制，一般不建议口服降糖药。

（一） 饮食控制

相当一部分"糖妈妈"可以单纯通过饮食控制来达到控制血糖的目的。在这里要强调，治疗妊娠期糖尿病和一般的糖尿病的不同在于，要保证患者和胎儿生长的能量需要，主食不可摄入太少。一定不要为了使血糖稳定就减少饮食摄入。妊娠期糖尿病饮食控制标准，就是要既能满足孕妇及胎儿能量的需要，又能严格限制碳水化合物的摄入，维持血糖在正常范围，而且不发生饥饿性酮症。尽量选择纤维含量较高的未精制主食，如选用糙米或五谷米饭，选用全谷类面包或馒头等。增加蔬菜的摄取量，注重蛋白质摄取，如蛋、牛奶、红肉、鱼类及豆浆、豆腐等豆制品。建议少量多餐，将每天应摄取的食物分成5～6餐。特别是睡前应加餐，可以选用牛奶、鸡蛋、饼干等食物，防止夜间因进食不足而发生低血糖，低血糖会严重影响母亲和胎儿的健康。孕期体重不要增加过快，尤其是孕晚期，每周增长不要超过500克。

同时，不可无限量地吃水果。水果的补充最好是在两餐之间，每天最多不能超过 200 克。在选择水果时，应尽量选择含糖量低的水果，如猕猴桃、木瓜、胡柚等，或以蔬菜代替，如番茄、黄瓜等，千万不要无限量吃西瓜、香蕉、葡萄、荔枝、龙眼、枣等高糖分水果。

（二） 适当运动

准妈妈的锻炼应以轻微活动为主，坚持每天 30 分钟的有氧运动，如散步、游泳或打太极拳，可使血糖保持在稳定水平，也有利于控制体重。运动量不宜太大，一般保持心率在每分钟 120 次以内，时间一般在 20～30 分钟。运动前要有热身运动，结束时也应再做一些更轻微的运动，逐渐结束。千万不要进行剧烈的运动项目，如跑步、打球、俯卧撑、滑雪等。不宜运动的情形有：

（1） 出现糖尿病急性并发症。

（2） 有先兆流产、习惯性流产而需保胎。

（3） 合并有妊娠高血压综合征。

（三） 胰岛素治疗

如果依靠饮食调整和运动，仍然不能很好地控制血糖，就要通过注射胰岛素来控制病情。大约 15% 患有妊娠期糖尿病的准妈妈需要胰岛素注射。这必须在医生指导下进行，最好是内分泌科的医生。

（四） 密切监测

准妈妈在发现糖尿病后，应密切与医师配合，定期做血糖、血压、血脂等相关检查，密切监测胎儿发育情况。如果通过饮食营养调理一周，血糖控制仍不理想或者出现妊娠高血压、羊水过少、感染等情况的孕妇应考虑住院治疗。

（五） 自我监护

首先在孕晚期，要坚持天天固定一个时间来数宝宝的胎动，如果每个小时少于 3～5 次，或者宝宝异常活跃之后活动次数骤减，都要立即去医院就诊。其次定期到医院做胎心监测，特别是孕晚期，以避免宝宝因宫内缺氧发生危险。

大部分患有妊娠期糖尿病的妈妈在生完宝宝后就没有糖尿病了，可是仍有一小部分女性在分娩后还存在糖尿病，所以需要在产后 6 周检测血糖。而且得妊娠期糖尿病的女性中，大约有三分之二的人再次怀孕时还会得妊娠期糖尿病；有的人会在年龄大的时候发生糖尿病。所以分娩后仍然需要警惕，合理饮食、适量运动。

七、 中医认识妊娠期糖尿病

中医认为该病与身体原本阴虚，又有内生的燥热、耗伤津液有关。在妊娠之后，孕妇体质虚弱，孕后阴血下聚养胎，会使阴血亏，虚热生，伤津耗液；或者孕后胎儿渐长，影响脾胃气机升降，津液失于输布，均可发生糖尿病。还有些女性怀孕后，饮食上偏爱肥腻肉食，或者乱用补品，造成体内湿热偏盛，耗伤津液，也可导致糖尿病的发生。妊娠中后期，由于运动不便，多数孕妇缺乏运动，或有的孕妇天生娇柔，不爱运动，气血流通缓慢；或运动减少，气血消耗减少，形体肥胖，体内积湿蕴热而发病。

针对该病的不同类型，可由临床医生确定治疗方法。如果属于阴虚内热型，见怀孕后口渴引饮、心烦不宁、口干唇燥、手足心热，可服用杞菊地黄丸；如果属于气阴两虚型，见妊娠期烦渴引饮、精神萎靡、口干舌燥、消瘦乏力、小便频数、腰膝酸软，可服用消渴平片；如果属于阴阳两虚型，见妊娠期小便频多且浑浊如脂膏、面色暗黑、头昏乏力、腰膝酸软、口渴多饮，可服用肾气丸。

同时也可采用下列膳食调养。

1. 山药粥　山药 60 克，粳米 100 克。将山药切片，与粳米同入砂锅，加水 1500 毫升，用小火熬稠食用，每天 1 次。用于气阴两虚型。

2. 枸杞炖兔肉　枸杞 5 克，兔肉 250 克。将枸杞、兔肉加水 250 毫升炖熟后加调味料食用，每天 1 次。用于阴阳两虚型。

第九节

缺钙

——容易被忽视的状态

一个宝宝从小小的受精卵发育成一个 3 千克左右的孩子，到底需要多少钙？准妈妈的肚子一天天隆起，小宝贝随时都在长大，孩子全身骨骼发育所需要的钙质基本上都是从妈妈的骨骼中所摄取的，即使母体缺钙，胎儿仍然要从母体吸收定量的钙，再加上孕妇自身所需要的钙，使怀孕后女性对钙的需求量增加。如果孕妇得不到足够的钙来补充身体的需要，就会产生缺钙症状。要满足宝宝对钙的需求，孕妈妈应该补充足够的钙质。

一、 缺钙危害大

如果孕期准妈妈缺钙，危害是非常大的。缺钙与妊高征的发生有一定关系，如果准妈妈被妊高征困扰，一定要查查自己是否缺钙。

胎儿如果得不到足够的钙，将影响孩子的骨骼发育。胎儿的骨骼和牙齿在胎儿期的第 2 个月就开始钙化了，血液钙浓度低会导致胎儿牙齿、骨骼发育不完全、骨质疏松软化、血凝不正常以及先天性软骨软化病等，对新生儿健康十分不利。更为重要的是，胎儿摄钙不足，出生后易患佝偻病，对孩子成长造成不良影响。

二、 缺钙的症状

（一） 小腿抽筋

一般在怀孕 5 个月时就可出现，往往在夜间容易发生。但有些孕妇虽然体内缺钙，却没有表现为小腿抽筋，容易忽视补钙。

（二） 牙齿松动

钙是构成人体骨骼和牙齿硬组织的主要元素，缺钙能造成牙齿珐琅质发育异常，抗龋能力降低，硬组织结构疏松，如果孕妈妈感觉牙齿松动，可能是缺钙了。

（三） 妊娠期高血压疾病

缺钙与妊娠期高血压疾病的发生有一定关系，如果你被妊娠期高血压困扰，也许该警惕起来了。

（四） 关节、 骨盆疼痛

如果钙摄取不足，为了保证胎儿的需求，维持血液中的钙浓度，在激素的作用下，孕妇骨骼中的钙会被释放出来，从而引起关节、腿、骨盆疼痛等。

三、 不同时期对钙的需求

（一） 孕早期 （ 1 ～ 4 个月 ）

每天约需 800 毫克钙。孕早期是细胞分裂和器官初步发育形成期，孕妈妈钙的需求量与普通成年人相似。每天的饮食中能够提供大概 400 ～ 700 毫克钙，如果能够每天喝 250 毫升牛奶或酸奶，就可以提供大约 250 毫克钙，一般能够满足机体的每天钙的需求，无需额外补充钙剂。

（二） 孕中期 （ 4 ～ 7 个月 ）

每天约需 1000 毫克。宝宝进入快速生长期，对钙的需求量增加。妈妈最好能够喝 500 毫升牛奶或酸奶，再吃一些富含钙的食物，一般可达到要求。如果喝奶量达不到，每天可以补充 500 毫克左右的钙片，同时进行一些户外运动，每天只要在阳光充足的室外活动半小时以上就可以合成足够的维生素 D，维生素 D 能够调节钙磷代谢，促进钙的吸收。

（三） 孕晚期（7～9 个月）

每天需要的钙达到 1200 毫克。这个时期每天喝 500 毫升牛奶或酸奶，补充 500 毫克钙片，再吃一些含钙丰富的食物，才能达到需要的钙量。每天还要保证一定的日照时间，冬天 1 小时，夏天半小时为宜，并尽量避开上午 10 点到下午 3 点这段紫外线最强烈的时间。

四、 怎样补钙效果好

（一） 把握使用钙剂的时机

一般情况下，孕早期不建议使用钙剂进行补钙。整个孕期强调多走动，多晒太阳，合理饮食，不能单纯地依赖补钙。建议准妈妈怀孕 4 个月左右（16～20 周）以后补钙，但要注意根据个体差异，不能补过量。孕 24～32 周一定要补钙，素食者及不喜欢吃豆制品的孕妇应该更早一些开始补。

（二） 使用钙剂的原则

少量多次补钙效果好。钙的吸收有其特殊规律，一次大量补钙难以吸收完全。因此吃钙片时，可选择剂量小的钙片，或者 600 毫克分两次口服。同时可适量补充维生素 D，现在一般都选择含有维生素 D 的钙剂。另外补钙最佳时间应是在睡觉前和两餐之间。注意要距离睡觉有一段的时间，最好是晚饭后休息半小时即可，因为血钙浓度在后半夜和早晨最低，最适合补钙。

（三） 高钙食品

补钙首先应该从丰富食物种类入手，尽量通过改善饮食结构，达到从天然食品中获取足量钙的目的，其次才是选择补钙产品。食物中含钙量较高的食品包括牛奶、奶酪、鸡蛋、豆制品、海带、紫菜、虾皮、芝麻、山楂、海鱼、蔬菜等。奶酪中还含有可以促进钙吸收的乳糖和蛋白质，非常适合孕妈妈经常食用。小虾皮含钙量非常高，但是其中含盐量也很高，所以在吃之前要预先用水浸泡一下，反复漂洗几次，以除去一部分盐分。

（四） 影响钙吸收的食物

1. 草酸 菠菜、苋菜、竹笋等蔬菜含有草酸，草酸在肠道中可与钙结合形成不溶性的沉淀，影响钙的吸收。此类蔬菜可在烹饪前用沸水先焯一下，可去掉涩味，并能去掉大部分草酸。

2. 磷酸 碳酸饮料、咖啡、汉堡包、比萨饼、动物肝脏、炸薯条等食物大量含磷，食用后会使体内钙磷比例高达 1：（10～20），过多的磷会把体内的钙"赶"出体外。

3. 钠 主要就是食盐。肾脏每天要把多余的钠排出体外，每排泄 1 000 毫克的钠，就会同时耗损 26 毫克的钙。孕妈妈的饮食还是要以清淡为主。

4. 脂肪酸 脂肪分解的脂肪酸（尤其饱和脂肪酸）在胃肠道可与钙形成难溶物，使钙的吸收率降低。因此孕妈妈尽量不要吃过于油腻的东西。

（五） 孕妇补钙的注意事项

1. 骨头汤不是最好补钙方式 我国传统有用骨头汤补钙的习惯，但是现在发现，用 1 千克骨头煮汤 2 小时，汤中的含钙量仅 20 毫克左右，因此用骨头汤补钙远远不能满足需要。另外，骨头汤中脂肪量很高，喝汤的同时也摄入了脂肪，孕妈妈不可将此作为主要补钙方式。

2. 抗拒钙剂不明智 很多家庭过于强调"食补"，而把使用钙剂拒之门外，这样的做法是欠妥当的。从某种意义上讲，钙剂不是功能性的药品。我国孕期妇女使用钙剂的普及程度和欧美等发达国家相比还比较低，对下一代的健康有一定不良影响。

3. 补钙同时要补充维生素 D 维生素 D 可以很好地促进钙吸收，如果体内缺乏维生素 D，额外补充钙也难以吸收发挥作用。我们常见的食物中，动物肝脏、海鱼、蛋黄等含有比较丰富的维生素 D，也可以通过口服维生素 D 进行补充。

4. 补钙并非越多越好　孕妇过度补钙，会使钙质沉淀在胎盘血管壁中，引起胎盘老化、钙化，分泌的羊水减少，影响对宝宝的营养供应。特别是孕末期（36 周以后），一般不再建议服用钙剂，因为可能造成宝宝颅骨过硬，生产时不易通过产道。同时钙摄入量过高不利于其他微量元素如铁、锌、镁、磷的吸收利用，尤其是铁，容易引起贫血。

五、 补钙小食谱

（一） 孕早期补钙套餐

全天可供热量 9 134 千焦，其中蛋白质 84.6 克、脂肪 61.2 克、碳水化合物 325 克、钙 985 毫克。

早餐：馒头 1 个（面粉 100 克）、鲜牛奶 250 毫升、煮鸡蛋 1 个。

午餐：大米饭（粳米 100 克）、卤煮牛肉（牛肉 75 克）、炒鲜香菇油菜（鲜香菇 50 克，油菜 150 克）。

晚餐：米饭（粳米 100 克）、清蒸鲈鱼（鲈鱼 125 克）、烧茄子（茄子 200 克）。

水果：橘子 1 个（200 克）、苹果 1 个（200 克）。

加餐：酸奶 125 毫升、苏打饼干 4 片（25 克）。

（二） 孕中期补钙套餐

全天可供热量 10 423 千焦，其中蛋白质 88.7 克、脂肪 69 克、碳水化合物 378.9 克、钙 1269 毫克。

早餐：花卷 2 个（面粉 100 克）、鲜牛奶 250 毫升、煮鸡蛋 1 个。

午餐：大米饭（粳米 125 克）、排骨炖海带（猪小排 110 克，浸海带 50 克）、炒虾皮油菜（油菜 150 克，虾皮 10 克）。

晚餐：米饭（粳米 125 克）、西芹百合（西芹 150 克，百合 25 克）、白灼虾（海虾 150 克）。

水果：香蕉 1 个（200 克）、草莓（150 克）。

加餐：酸奶 250 毫升、苏打饼干 4 片（25 克）。

调补：鱼、骨头和蛋中含钙量相对较高，可用于饮食调补。

（1）鱼头 200 克，豆腐 1 块，葱 1 根，麻油、胡椒粉各少许。将鱼头去鳃，洗净；豆腐、葱洗净，豆腐切块；葱切成葱花。把鱼头放入锅中，加清水适量，煮至乳白色，加入豆腐一起煮约 10 分钟，加入葱花、麻油、胡椒粉即可。

（2）新鲜墨鱼 50～100 克，瘦猪肉 20～30 克，葱 1 根。将墨鱼、瘦猪肉、葱洗净，墨鱼和猪肉切片；葱切成葱花。将清水适量放入锅中，煮沸后，加入墨鱼片及瘦猪肉片，煮约 10 分钟，放入葱花，调味即可。

（3）猪排骨 100 克，黄豆 30 克。将排骨、黄豆洗净，放入锅中，加清水适量，用文火炖至豆烂肉熟即可。食肉喝汤。

（4）鸡蛋 2 个，菠菜 50 克。将菠菜洗净，锅中加清水适量煮沸后，放入菠菜，菜将熟时打入鸡蛋，蛋熟即可。可经常食用。

（5）鸡蛋 2 个，鲜虾 50 克，粳米 50 克，精盐、味精各适量。将虾洗净，粳米淘洗干净，放入锅中，加清水适量，煮至粥将成时，加入虾米、鸡蛋、精盐、味精，煮至粥稠即可。

六、 中医认识缺钙

中医认为妊娠后期小腿或足部抽痛，与血虚和受寒有关系。血虚是由于孕后精血养胎、筋失血养所致，可以选用养血柔筋的芍药甘草汤治疗。如果是由于寒阻于经络，下肢血脉运行不畅而导致的小腿抽筋，最主要的临床表现就是小腿或足部抽筋疼痛，遇寒加重，得热则缓解，伴有形寒肢冷，可每日热水泡脚足浴以温经散寒，改善体质。

第十节

羊水过多或羊水过少
——积极关注有意义

羊水是指怀孕时子宫羊膜腔内的液体。在整个怀孕过程中，胎儿和羊水一起被羊膜囊所包裹，共同存在于子宫内。羊水是维持胎儿生命所不可缺少的重要成分。

一、羊水概述

（一）羊水成分

羊水是由什么组成的呢？羊水的成分 98% 是水，另有少量无机盐、有机物、激素和脱落的胎儿细胞。在胎儿的不同发育阶段，羊水的来源也各不相同。在妊娠早期，羊水主要是由胎盘及胎膜分泌出来的，其成分较类似血浆；之后随着胚胎各个器官的逐渐发育，一些其他成分诸如胎儿的尿液、呼吸道和消化道的分泌物，也都成为了羊水的组成部分。

（二）羊水的作用

羊水只是孕期的一个"副产品"，但是它对胎儿和妈妈起着非常重要的作用。

（1）在妊娠期羊水能缓和腹部的外来压力或冲击，使胎儿不会直接受到损伤。

（2）羊水能稳定子宫内温度，不至于有剧烈变化。在胎儿的生长发育过程中，胎儿能有一个活动的空间，避免胎儿的肢体发育形成异常或畸形。

（3）羊水可以减少妈妈对胎儿在子宫内活动时的感觉或引起的不适。

（4）羊水中还有部分抑菌物质，这对于减少感染有一定作用。

（5）在分娩过程中，羊水形成水囊，可以缓和子宫颈的扩张。

（6）在臀位与足位时，可以避免造成脐带脱垂。

（7）分娩时子宫收缩，羊水可以缓冲子宫对胎儿的压迫，尤其是对胎儿头部的压迫。

（8）破水后，羊水对产道有一定的润滑作用，使胎儿更易娩出。

（三） 羊水的正常状态

1. 羊水的量　一般随着怀孕周数的增加而增多，在20周时，平均是500毫升；到了28周左右，会增加到700毫升；在32～36周时最多，约1000～1500毫升；其后又逐渐减少。因此临床上是以300～2000毫升为正常范围，超过了这个范围称为"羊水过多"，达不到这个标准则称为"羊水过少"，这两种状况都是需要特别注意的。

2. 羊水的性状　羊水的颜色可以随孕周增加而改变。足月以前，正常的羊水是无色、澄清的液体；足月时因有胎脂以及胎儿皮肤脱落细胞、毛发等小片物混悬其中，羊水则呈轻度乳白色并混有白色的絮状物。如果出现羊水颜色、性状的异常，一般反映胎儿出现了异常情况。如羊水黄绿或深绿色是胎儿窘迫症的表现，棕红或褐色则大多胎儿已死亡，金黄色是母儿血型不合出现溶血所致，羊水黏稠一般是因为过期妊娠或胎盘功能不全等造成的，浑浊有异味的羊水则是宫腔感染的信号。

二、 羊水过多或过少的诊断

孕期羊水量异常，超过2 000毫升称为羊水过多。多数孕妇羊水增多较慢，在较长时期内形成，称为慢性羊水过多。少数孕妇在数日内羊水急剧增加，称为急性羊水过多。慢性羊水过多的发生率是急性羊水过多的3倍左右。羊水过多发生率约为0.5%～1%，其中有25%～30%合并胎儿畸形。羊水过多时羊水的外观、性状与正常者并无异样。

羊水量少于 300 毫升称为羊水过少。羊水过少除因妊娠过期所致的羊水过少外常被忽视，其发生率为 0.4% ~ 4% ，但是羊水过少可严重影响宝宝健康。

羊水量的测量，是评估怀孕正常与否的重要指标。但隔了一层肚皮，我们实在很难正确地去准确评估羊水的多少。目前医院大多是通过 B 超来了解羊水量的状况，其标准有：羊水最大暗区垂直深度（AFV）≥8 cm 或羊水指数（AFI）≥25 cm 诊断为羊水过多，孕晚期 AFV≤2 cm 或 AFI ≤5 cm 诊断为羊水过少。

三、 羊水过多或过少的表现

从孕妈妈的角度来讲，即使发生了羊水过多，由于大多数是缓慢增加的，一般没有明显的不适；若羊水量在数天内迅速增加，则可能出现腹胀、胸闷、气急、不能平卧等症状，检查发现腹部膨大比较显著，腹壁紧张、皮肤光亮、妊娠纹阔大，腹部有波动感，胎体浮沉感明显。羊水过少的表现则更少一些，有时检查可发现腹围及子宫底高度都比正常孕妇小。

四、 羊水过多或过少的原因

医学研究表明，羊水是在胎儿与母体之间不断进行交换从而维持动态平衡的。胎儿通过吞咽、呼吸、排尿以及角化前皮肤、脐带等与羊水进行交换。如果交换失去平衡时就会出现羊水过多或过少。确切原因还不十分清楚，但是可以确定羊水的多少和孕妈妈喝水多少是没有关系的。

羊水过多一般与以下几方面因素有关。

（一） 胎儿畸形

羊水过多的孕妇中，胎儿畸形的发生率为 18% ~ 40% 。其中以神经管缺陷性疾病最常见，如无脑儿、脑膨出、脊柱裂等。

（二） **多胎妊娠**

多胎妊娠并发羊水过多者是单胎妊娠的 10 倍。

（三） **孕妇和胎儿疾病**

孕妇患有糖尿病、妊高征、急性肝炎、严重贫血或母儿血型不合、胎盘、脐带病变均可出现羊水过多。

羊水过少一般认为与胎儿结构异常、胎盘功能减退、羊膜病变及母体某些疾病有关。

五、 羊水过多或过少的危害

羊水过多时子宫张力增高，影响孕妇休息，增加心脏负荷，导致胎位异常、胎儿窘迫、早产增多。破膜后因子宫骤然缩小，可能引起胎盘早剥，破膜时脐带可随羊水滑出造成脐带脱垂。产后因子宫过大容易引起子宫收缩乏力导致产后出血。羊水过少对宝宝的影响最大，一方面影响正常分娩，另一方面会使胎儿生长空间受到限制，四肢无法伸展和生长，导致胎儿肌肉骨骼发育不良甚至畸形。

六、 既病防变——羊水过多或者过少怎么办

（一） 羊水量异常合并胎儿畸形

无论是羊水过多还是羊水过少，严重的胎儿畸形处理原则为及时终止妊娠；对于不严重的胎儿结构异常，医生会评估胎儿情况后与孕妇及家属进行沟通。

（二） 羊水量异常合并正常胎儿

对于羊水过多，应根据羊水过多的程度与胎龄而决定处理方法。症状比较轻的可以继续妊娠，注意休息，低盐饮食，严密观察羊水量的变化。症状重的，如果怀孕月份尚小，必要的时候医生可能会采取适当措施，放出过多的羊水。如果胎儿已经成熟，就可以考虑终止妊娠，进行分娩。

发生在妊娠中晚期的羊水过少，首先要排除是不是"破水"了。因

为有些时候胎膜破口小，为渗出状，孕妈妈要注意和阴道分泌物、尿液进行鉴别，或者到医院检测。妊娠足月如已确诊羊水过少，医生会考虑及时终止妊娠以确保胎儿安全。羊水过少的话，会对正常分娩造成一定困难，生产过程中如果出现胎儿宫内窘迫，就要及时结束分娩。

七、 中医认识羊水量异常

羊水过多属于中医"子满"范畴，多因孕妇脾虚，不能运化水湿，或者气机郁滞不畅，使得水滞留在胞中导致的。脾气虚弱的孕妇表现为：孕期羊水过多，腹大、腹皮急而发亮，下肢和阴部水肿，严重时可见全身水肿、食少腹胀、神疲肢软、面色淡黄。可给予利水健脾的药物如白术、茯苓、生姜皮、大腹皮、陈皮等。如果是孕期羊水过多，腹大兼有胸膈胀满，甚至喘促不得平卧、肢体肿胀、皮色不变、按压后压痕不显，属于气机阻滞所引起，可选用理气行滞、利水的药物，如茯苓、猪苓、陈皮、苏叶、大腹皮、木香、砂仁等。

羊水量过少属于中医"胎萎不长"等病，孕妇往往没有自觉症状，而以超声检查发现羊水过少为主症，多与胞胎先天不足，或孕妇调养失当，导致脏腑气血不足有关。中医重在养气血，补脾胃，充精血，育胞胎。可以选用补脾益肾、滋阴活血的药物来治疗，如人参、山药、生地黄、白芍、麦门冬、葛根、五味子、丹参、当归等。以上药物的使用需要在专业医师指导下完成。

第十一节

母儿血型不合
——提前发现好防治

母儿血型不合，是指妈妈和宝宝之间由于血型不合而导致的疾病，简单地说，在血型不合的状态下，母亲受到抗原的刺激，反应性地产生了抗体，结果这种抗体进入胎儿的血循环，引起胎儿血液中的红细胞逐渐被破坏，引起各种病变。母儿血型不合可能导致流产、早产，最主要的是可能造成胎儿或新生儿溶血症，被破坏的红细胞产生大量胆红素，严重时还会渗入脑细胞，影响神经系统发育，甚至造成胎儿死亡。

一、 母儿血型不合的病因

到底是什么抗原能够刺激母体产生一系列免疫反应呢？那就是母亲体内不具备胎儿由父亲遗传而获得的血型抗原。具体说有两种，一种是 Rh 抗原，另一种是 ABO 抗原。

（一） Rh 型血型不合

母亲血型 Rh 因子是阴性，就是我们常说的 Rh 阴性血，这种血型比较少见，汉族人 Rh 阴性人群仅占 0.3% 左右，维吾尔族则接近 5%。如果母亲 Rh 阴性，父亲为 Rh 阳性，那么，如果胎儿也是 Rh 阳性的话，就可能会发生 Rh 型血型不合。这是因为胎儿从父方遗传下来的显性抗原，通过妊娠、人工流产或分娩过程进入母体，母体就产生一种对抗抗原的抗体。当这种抗体通过胎盘进入胎儿体内时，会使胎儿的红细胞破坏、凝集，造成新生儿严重的溶血。但是 Rh 阴性血型的妈妈也不要过于担心，因为并不是说只要是 Rh 阴性就一定会发生血型不合，据报道，Rh 阴性的妈妈其胎儿发生溶血病的可能性大概在 5% 左右。虽然发生率不高，但病情严重，往往引起胎婴儿死亡或严重后遗症，故应重视。

（二） ABO 型血型不合

母亲为 O 型血，父亲血型为 A 型、B 型或 AB 型，这时胎儿如果是 A 型或 B 型血，就有可能发生 ABO 血型不合，临床上又称 ABO 溶血。这是因为胎儿红细胞进入母血后，就会刺激母体产生相应抗体，当胎儿体内抗体达到一定量时，就会使红细胞大量破坏，造成新生儿溶血病。ABO 血型不合比较常见，在临床见到的血型不合中，ABO 血型不合的占绝大多数，超过 80%。

二、 母儿血型不合的主要危害

母儿血型不合主要是对胎儿造成伤害。胎儿出生迅速呈现渐进性黄疸、贫血、精神萎靡、不吃奶、呕吐等症状，甚至发生惊厥、抽搐。这是由于大量胆红素渗入脑细胞引起的，医学上称为核黄疸。核黄疸死亡率较高，经救治幸存的婴儿也会受影响，留有智力和运动功能不全等后遗症。孕期若溶血严重可引起流产、早产或死胎。需要注意的是，多次妊娠或经产妇，如果出现母儿血型不合，新生儿症状会更严重，应引起高度重视。

三、 未病先防——怎样预防母儿血型不合

我们说提前发现好防治，就是说要做到心中有数。当前医学科学技术比较发达，如果能够做到对母儿血型不合有所准备，那么就可以及早进行干预，最大限度地降低宝宝受损害的程度。我们建议，夫妇双方应该在婚后就检查血型，如妻子为 O 型血、丈夫为非 O 型血，或妻子为 RH 阴性、丈夫为 RH 阳性，就要在孕早期开始检查孕妇血清抗体含量，并坚持定期检测，如果抗体含量达到一定浓度时，就应采取适当的预防措施，包括应

用药物，以降低母血抗体含量，同时增强胎盘屏障，阻止免疫抗体进入胎儿体内。另一方面，积极掌握夫妻双方的血型状况，还有利于医院在孩子出生当时就采取有效的措施进行救治，避免延误时机，对于宝宝的预后起到非常积极的作用。

四、 既病防变——母儿血型不合的应对措施

母儿血型不合的准妈妈，如果血清学检查呈阳性，就提示已经被致敏，就是说体内已经受到抗原的影响，开始产生抗体了。那么就一定要定期检测血清中的抗体水平。建议在怀孕的中晚期，也就是 28 周后开始每两周测定一次，到 32 周以后每周测定一次。

（一） 妊娠期的处理

孕期应加强胎儿监护。临床观察到活血化瘀的中药有降低母血抗体含量的功效。可给孕妇服中药茵陈蒿汤加减（茵陈、黄芩各 10 克，大黄 4.5 克，甘草 6 克），每周 1 次，直至分娩为止。也可口服有免疫作用的中药（当归、川芎、木香、益母草、白芍等），对 ABO 血型不合有一定疗效，但对 Rh 血型不合效果不明显。以上药物使用需要在专业医生指导下进行，必要时要住院进行治疗，给予宫内胎儿输血，并酌情适时终止妊娠，使胎儿早日脱离险境而获救也是一种有效措施。如果妊娠已近足月，ABO 血型不合抗体效价在 1:512 以上，Rh 血型不合抗体效价在 1:32 以上，说明病情比较严重，应考虑分娩。

（二） 产时处理

如果事先有所准备，则新生儿娩出后立即断脐，以减少进入其体内的抗体量。脐带留长一些，以备换血时用。

（三） 新生儿的处理

积极治疗新生儿溶血，特别是防治核黄疸。医院会采取积极的药物治疗，同时中药三黄汤加茵陈对促使胆红素排泄也有效果。另外光照疗法也很重要，即用蓝色荧光照射新生儿全身，能促进间接胆红素氧化分解成水

溶性，并从胆汁排出，简便有效，现临床应用较多。至于换血输血等疗法，近年来由于治疗上的进展已较少这样做。

总之，母儿血型不合虽然比较凶险，但是如果做到早发现、早预防、早治疗，对宝宝出生后的影响还是能够降低的。

五、 中医认识母儿血型不合

中医虽然没有相应的病名，但根据临床表现属于湿热、湿毒范畴，常与孕妇气血瘀滞、湿热毒内犯胞胎有关，用清热利湿、活血化瘀的方法进行孕期防治，重在预防，降低发病率。在临床医生指导下，如果属于孕妇内有湿热的，用清利湿热解毒药物如茵陈、大黄、白术、益母草、栀子等；如果属于孕妇气血瘀滞的，可清热凉血、活血化瘀，给予丹皮、当归、丹参、益母草、茵陈等药物调治。

如果孕妇出现阴道出血，而且量少色红、腰酸腹痛，还伴有胸闷恶心、口中黏腻、大便不畅、小便短黄等症状，并且以往有新生儿黄疸病史的，属于湿热内蕴证，用清热利湿安胎法，可选用茵陈蒿汤加味治疗。如果孕妇阴道出血量比较少，色紫暗，小腹坠疼或刺痛，乳胁胀疼，既往曾有新生儿溶血病史者，属于气滞血瘀证。治疗宜用养血活血安胎法，可以选用当归芍药散加减。

进行预防性治疗可以服用中药益母丸，一般要在非孕期服药，每天2次，每次1丸，直至受孕。药物的组成是益母草、白芍、当归、川芎、广木香，上药共为细面，炼蜜为丸。妊娠后抗体效价增高时也可以服用此药，直至分娩。以上药物使用需要在临床医生指导下进行。

同时在饮食方面，可服用下列药膳以减缓症状：

1. 茵陈赤豆乳 茵陈15克，赤小豆20克，牛乳100毫升，将茵陈、赤小豆加水先煮，去渣后取汁200毫升，加入牛乳煮沸，放入适量白糖饮服。每天分2次服，连服5~10天为1个疗程。主要针对湿热型患者。

2. 红高粱粥 红高粱30克，小红枣10枚，红糖20克。将红高粱、小红枣淘净，入锅，加水适量置火上熬煮，粥熟时加入红糖搅匀即成。每天1次，宜常服。用于气血虚弱型。

第十二节

胎位不正

——正确认识不恐慌

提起胎位不正，很多人脑海里大概就浮现起过去医学技术不发达的年代，胎位不正简直是令人恐惧到极点的事。现在胎位不正虽然能够通过剖宫产来解决，但仍然需要大家正确认识胎位不正。

一、 什么是胎位不正

胎位异常，一般指妊振30周后，宝宝在子宫体内的位置不正。什么是胎位，正常的胎位应该是什么样子呢？其实胎儿从妈妈肚子里出来，先露的部位就是胎位。宝宝小的时候，浮游在羊水中可自由活动，但是到7个月后，由于头比身体重，所以胎儿呈头下臀上的姿势。分娩的时候，约有96%的胎儿是头部先出来的，因而被称为正常胎位——头位。头部是胎儿身体当中最大的部位，"头过身就过"，所以头位能比较顺利地自然分娩。

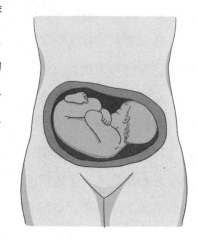

相对而言，头位是正常的胎位，臀位、

横位都属于胎位异常。在临床发现的胎位不正中，臀位最多见，而横位对母婴的危害最大。引起胎位不正的原因有很多，主要是骨盆狭小、子宫发育异常或子宫肌瘤、盆腔肿瘤、羊水过多等。胎位不正在分娩时可引起难产，处理不当甚至会危及母亲及胎儿生命。

准确的胎位是以宝宝身体某部位最靠近准妈妈的子宫出口处相对位置来描述的，比如宝宝的枕骨位于妈妈骨盆的左前方，这个胎位就叫作左枕前。需要指出的是，并不是说只要孩子是头位就都是正常胎位，左枕前或者右枕前都是正常的胎位，因为这个时候孩子的头是低着的，下巴向胸骨靠近，胎头的后枕骨成为了"前锋"，这样才能够使宝宝以最小的颅骨直径顺利通过妈妈的骨盆，实现自然的阴道分娩，这是最能顺利分娩的头位正常姿势。如果不是这个姿势，孩子的头是仰伸的，或者是有一点偏差，就可能形成枕后位、枕横位、颜面位等，这些都是胎位不正。但是头位的胎位不正有一定的转化可能，有一部分能够在分娩时由于子宫收缩而转为正常胎位。由于胎位异常将给分娩带来程度不同的困难和危险，故早期纠正胎位，对难产的预防有着重要的意义。

二、 未病先防——胎位异常可以预防

胎位异常并不是完全不能预防的。我们建议，不要久坐久卧，要适当增加诸如散步、揉腹、转腰等一些轻柔的活动。现代女性平常运动不是很多，怀孕后更成为双方家庭的"宝贝"，很多准妈妈不仅不上班，有的连家务都不做，完全进入休息状态。这样是不科学的。要知道宝宝跟随妈妈的运动，可以感受位置变化带给自己的影响，同时也给宝宝很多机会在子宫内移动。我们强调孕早期和孕晚期的适当制动，是为了保胎的需要，但是在适合运动的时候，即怀孕 5 个月到 8 个月，提倡准妈妈做一些日常劳动，包括弯腰等较大幅度的活动，也可以做一些适合在家里进行的肌肉练习，这对宝宝和自己都是有好处的。

另外，要保持心情舒畅。胎位不正并不少见，而且可以纠正。孕妈妈

不必惊慌或焦虑、郁闷，情绪不好比可能要接受的手术伤害更大。同时尽量少吃性寒及容易胀气的食品，保持大便通畅。

三、 既病防变——积极纠正异常胎位

怀孕 7 个月以前的胎位不正，只要加强观察便可察觉，因为宫内羊水较多，胎儿有活动余地，会自行纠正胎位。但是 7 个月以后，随着宝宝渐渐长大，活动空间有限，如果仍然胎位异常，就要想办法进行纠正。

在这里首先要纠正一个认识上的误区，现在医学发达了，不少孕妇认为反正有剖宫产，胎位不正就不正，到时候取出来就行。这样的思想是不正确的。千万年来，人类就依靠自然分娩繁衍后代，这个过程不仅仅是神圣的，更是必须经历的。分娩的阵痛，一方面对妈妈是一个良性刺激，它是身体发出的信号，对于乳汁分泌、产后宫缩都很有帮助。剖宫产毕竟是一次创伤，它和自然分娩相比，对妈妈身体的伤害是比较大的。另一方面，阵痛时子宫的收缩，对孩子是一个全身的动员，那个看上去什么也不知道的小胎儿，也在为来到人世做着积极的准备。宝宝从狭窄而屈曲的产道娩出，这个过程是人类最早最重要的感觉学习经历，而剖宫产使婴儿失去了这次重要的感觉学习机会。当前剖宫产盲目增多，已经造成了一些问题，最为突出的就是感觉统合失调。感觉统合失调是指外部的感觉刺激信号不能在孩子大脑神经系统进行有效的组合，使机体不能和谐运作，久而久之形成各种障碍，最终影响身心健康。我们日常说的多动症、学习能力低下就属于这个范畴。据统计，生活在城市的剖宫产宝宝，几乎每 4 个里面就有 1 个存在着不同程度的感觉统合失调。我们讲这么多，就是想告诉孕妈妈，不要不珍惜自然分娩这个神圣的机会，而是应该在做好两种思想准备的基础上积极应对。

（一） 胎位不正的最佳纠正时间

妊娠 28 周以前，由于羊水相对较多，胎宝宝又比较小，在子宫内活动范围较大，所以位置不容易固定。妊娠 32 周以后，宝宝生长迅速，羊

水相对减少，此时如果胎宝宝还是"胎位不正"就基本上等于确定了，所以胎位不正最合适的纠正时间为孕 30 周前后。

（二）　纠正方法

1. **孕妇自我纠正**　主要是采取胸膝卧位。具体姿势是：孕妇可跪在硬板床上，双膝分开，与肩同宽，保持头低臀高姿势。胸和肩尽量贴近床面，将两手前臂自然向上伸，头部放在床上转向一侧，大腿要与床垂直。每天 2 次，每次 10 ~ 15 分钟，7 天为一个疗程，一周后复查。这是一种借胎儿重心的改变，增加胎儿转为头位的方法。优点是不需要任何条件和设备，只要在家坚持练习就行，缺点是练习时孕妇可能出现腰酸、头晕、恶心等现象，常不易坚持。

练习要点如下。

（1）臀部必须位于最高位，检查大腿是否和床垂直，有助于姿势的标准。

（2）子宫上部则位于最低的位置，基本贴床。

（3）做胸膝卧位前应解小便，必须松解腰带，内裤的腰带也不能紧，完全松弛才能给宝宝回转的机会。

（4）不要在饱食过后进行，以防发生呕吐。

（5）刚开始时维持姿势 3 ~ 5 分钟，待适应后慢慢增加至 10 ~ 15 分钟，不要急于求成。

（6）丈夫或亲属最好在旁协助，防止孕妇出现不适。

可能很多孕妈妈做这个操都会不舒服，并且不容易坚持下来，但你想一想，宝宝能否顺产其实就掌握在你这一朝一夕之中，为了自己的宝宝，有什么不能克服的呢？

如果是横位或枕后位的胎位可采取侧卧位，侧卧时还可同时向侧卧方向轻轻抚摸腹壁，每天 2 次，每次 15 ~ 20 分钟，也可在睡眠中注意侧卧姿势。

2. **中医纠正胎位异常**　中医学文献中有"难产"或"产难"的记

载，其病机主要是气血虚弱与气滞血瘀。临床可见孕妇素体虚弱，正气不足，神疲肢软而无力促胎转正；或因平素过度安逸，或感受寒邪，寒凝血滞，气不运行，血不流畅，气滞血瘀，又因怀孕惊恐气怯，肝气郁滞，气机失畅，而致胎位不正。故治疗应调理气血，使气行则血行，血行则气畅，气血通畅而胎位自然转正。但是胞脉系于肾，补气血的同时要固肾，则胎固气顺。中药纠正胎位异常，无损胎之弊。

针灸一般用于怀孕29～40周的各类胎位异常，有效率在80%～90%，和国外报道的异常胎位60%自然转正率相比，表明针灸疗效确切，且无任何不良副作用。但就总的情况而言，以艾灸法用得最多，穴位以至阴穴最理想。至阴穴的位置在足小趾末节外侧，距趾甲角约3毫米。

具体治疗方法：用艾条灸至阴穴，最好在下午15时至17时进行，施灸时孕妇取坐位或仰卧位均可，保持平稳均匀呼吸，双眼自然闭合，意想腹内胎儿转动，以孕妇感觉足小趾外侧温热但不灼痛为度。孕妇感觉有温热感并从足小趾沿着脚外侧面向外踝方向传导，从胎儿在腹内频繁活动并有转动时开始计时，艾灸20分钟。早晚各一次，一周后复查。也可用激光照射至阴穴，左右两侧各照射10分钟，每天一次，7次为一疗程，有良好效果。灸治的当天晚上睡眠时解开腰带，并卧向胎儿后背的对侧。接受灸治之后，每天复诊，胎位转正后即停灸。此法对横位转胎成功率最高，臀位次之，足位最差，另外尚有一定复变率，但对复变者继续施灸，多数患者胎位仍可纠正。

穴位敷贴至阴穴有同样疗效，方法是取新鲜老姜捣烂成泥状，临睡前敷贴于双侧至阴穴，用塑料袋包好，使姜泥始终保持潮湿状态，如干燥可重新更换，直到胎位转正为止。每晚更换1次，7天为一疗程。也可以采用足浴法，每晚用热水洗脚一次，洗时按压至阴穴。

中医小验方：

（1）桑寄生、菟丝子、川断各30克，阿胶（烊化）12克，川朴6克，水煎服。适用于孕7个月至产前胎位不正者。

（2）白术、黄芩、茯苓各 20 克，加水 2000 毫升煎上药，浸洗双足，每次 20 分钟。

3. **外倒转术** 用以上方法纠正胎位无效者，一般可在妊娠 30 周以后，到医院由医生通过手推等动作倒转胎儿。此法需要专业技术，而且如果宝宝存在脐绕颈等现象，施行外倒转术有一定风险，家属不易接受，目前较少采用。

（三） 正确处理胎位不正

如果你的宝宝比较"顽固"，不愿意改变自己的位置，那么，我们也不要太过为难他（她）了，可以预先做好分娩方式选择，提前住院待产。

（1）横位一般建议剖宫产。

（2）臀位分娩，初产妇多做剖宫产；如果孕妈妈生过宝宝，这次胎儿又比较小，自身骨盆够大，可考虑阴道分娩。

（3）头位胎位不正，要根据产时的情况，如果子宫收缩不协调，发生持续性枕后位、持续性枕横位等情况，就要按照医生的建议，接受剖宫产。

第十三节

胎儿过大
——孩子不是越大越好

"恭喜啊，听说生了个 9 斤的大胖小子。"某医院走廊里，一位家属在开心地接受亲戚的祝贺。而上周末，该院妇产科主任刚刚接生了一个 10 斤的大胖女婴。医生说，"过去生个 8 斤的小孩都很稀奇，现在体重超过 8 斤的婴儿一个月平均接生 10 多个，不足为怪了。"8 斤 8 两、9 斤 3 两、10 斤……随着生活水平的提高，过大胎儿的记录不断被刷新。我国新生儿的标准体重在 3 ~ 3.8 千克，超过 4 千克的被称为巨大儿。但是近年来，我国巨大儿发生比率逐年上升，约占出生总数的 7%。巨大胎儿出生数量不断攀升，不仅增加了孕妇剖宫产概率，也为孩子日后的健康埋下隐忧。

一、 巨大儿的危害

很多人目前有错误认识，以为新生儿体重越重代表越健康，以后发育也会越好，其实并非如此。

（一） 对妈妈的危害

巨大儿是导致难产的重要原因之一。正常的胎儿都是通过母体的骨盆娩出的，但由于巨大儿头过大，往往会停留在骨盆入口处发生难产，常需施行剖宫产。问题是我们并不能完全准确地估计出每一个宝宝的体重，因而如果处理不当，会危及母亲的健康甚至生命。产妇在分娩过程中由于阴道过度伸张或撕裂易造成子宫脱垂；分娩期延长会造成产后大出血，危及产妇生命；剖宫术后引发伤口感染、腹腔粘连、子宫内膜异位等疾病，会对母亲健康造成不良影响。

（二） 对胎儿的影响

（1）巨大儿在分娩时容易发生难产，会卡在骨盆里，如果勉强牵拉易引发骨骼或神经损伤，分娩时间过长还会发生新生儿窒息，甚至死亡。

（2）剖宫产术后，体重过大的宝宝易发生低血糖等疾病。宝宝成年后出现肥胖、糖尿病、高血压、心脏病的可能性要高于正常体重的孩子。

（3）剖宫产的新生儿因未经产道挤压，不易适应外界环境的骤变，不能及时排出呼吸道液体，肺部的并发症明显高于顺产分娩者。

所以生大胖孩子不一定就"有福气"。孩子出生时的体重最好在 3 000 ~ 3 500 克之间，也就是 6 ~ 7 斤，这样的孩子不但容易分娩，也容易哺养。

二、 发生巨大儿的原因

巨大儿发生原因有很多，一般说主要与遗传因素有一定的联系，譬如双亲身材高大的，胎儿常为巨大儿；其次与孕期营养过剩有关，许多孕妇认为吃得越多对孩子越好，在孕期只吃大鱼大肉，滥用保健品，同时过分注意休息，运动减少、能量摄入增多，导致自身体重严重超标，胎儿体重也随之猛增；还有的是因为孩子过期不生，继续在子宫里生长而增重；另外，巨大儿也见于患糖尿病的孕妇，高血糖经由胎盘进入宝宝体内，使脂肪储存起来，形成巨大儿。根据就诊的孕妇情况分析，大部分巨大儿都是由于孕妇的营养过分摄入所致。

三、 未病先防——如何预防巨大儿的发生

孕妇应适度参加活动，不要整天待在家里坐着或躺着。补充营养要讲究均衡，减少高热量、高脂肪、高糖分食品的摄入，保持自身体重和胎儿体重的匀速增长。

（一） 准妈妈体重增长和宝宝的关系

准妈妈孕期体重增长过多的确会增加胎宝宝长成巨大儿的风险。孕妇的体重增长，整个孕期平均数值为 12.5 千克。在孕早期（12 周以前）增加 2 千克，有的孕妇这个时期体重可能没有明显的增长；孕中期（13 周到 32 周，共 20 周）开始每周增长 400～500 克，一般不超过 500 克，此间增重 8～10 千克；怀孕末期最后 8 周，每周增重 300 克，此间增重 2～4 千克，前后共 12～14 千克为宜。这只是一个相对的指导，每个孕妇的具体身体情况不同，不必过于严格地执行。但是每周体重增加超过 500 克就要引起您的充分关注了。如果整个孕期准妈妈体重增加超过 18 千克以上，巨大儿发生率明显增高。另外有研究表明，孕期体重增长超过 18 千克的准妈妈，分娩后有相当大的比例难以恢复到孕前的体重，对于爱美的妈妈

来说，也不是好消息了。

（二）　怎样做到均衡饮食

由于孕妇的营养状况对胎儿脑组织的发育影响很大，因此在孕早期胚胎尚小时，应增加一些富含维生素 B 的食物，如谷物、蔬菜、水果等。孕中期胎儿的生长加速，各器官系统处于分化奠定阶段，孕妇的热量消耗和所需要的蛋白质比正常人增加 10%～20%，因此除了主食米饭和面食之外，要多吃乳品、肉类、蛋类、豆类、蔬菜、水果。孕晚期处于胎儿骨骼发育、皮下脂肪积贮、体重增加的阶段，孕妇除摄取适当的碳水化合物和蛋白质类食物外，还可适当增加脂肪性食物。另外整个孕程还需多吃红枣、动物肝脏、骨头汤、海鲜等食物，从中摄入一些钙、铁、磷等微量元素。避免过多的加餐和零食，特别是奶油、蛋糕、冰激凌、饼干和膨化食品等高糖分、高盐分、高脂肪、高热量的食物。还要提出的是，不要把水果当饭吃，少吃西瓜、甜瓜、甘蔗、葡萄等高糖水果。把握一个原则，无论是多有营养、多么好吃的食物，都要避免过度摄取。

相信各位妈妈，怀着一颗爱孩子的心，一定能够把最均衡的营养、最好的体质带给宝宝，为他（她）铺就健康的人生之路。

第十四节

早破水

——及时就诊很必要

在前面我们讲到过羊水。羊水是包裹在羊膜囊内的，在正常分娩中，是先出现宫缩，随着产程进展，羊膜囊压力增加，在宫口近开全的时候胎膜破裂，羊水自阴道流出。而胎膜早破是指在出现规律性的腹痛（宫缩）之前发生破裂，俗称"早破水"。早破水是妊娠晚期较为常见的异常现象，对孕妇和胎儿危害较大。

一、 发生早破水的原因

发生早破水的原因尚不完全明确，一般与以下因素有关。

（1）生殖道感染。阴道等部位病原微生物上行蔓延感染宫腔，引起胎膜炎，致使胎膜局部张力下降，发生破裂。

（2）由宫腔压力升高引起的，如双胎妊娠、羊水过多，容易引起胎膜早破。

（3）由于胎位不正、骨盆狭窄、胎儿的头偏大而孕妇的骨盆偏窄，胎膜受压不均匀导致破裂。如果宫颈有病变、曾经受伤或手术形成疤痕，也会使羊膜腔内压力不均匀，造成胎膜早破。

（4）如果孕晚期做较重的体力工作、剧烈的咳嗽、突然大笑或大怒、外力冲击腹部或摔倒等，同样会引起宫腔压力骤增，引起早破水。孕末期进行性生活也会诱发子宫收缩造成早破水。

二、 胎膜早破的表现

孕妈妈可突然感到有水从阴道内流出，时多时少，连续不断地往外流。如果胎膜破口较小，或破裂的位置比较高，羊水流出量少，不易和尿液区别，孕妈妈自己不容易确定是否发生早破水。可尽快去医院，或使用化学试纸进行鉴别，碱性的羊水可使橘黄色的试纸变成深绿色。要注意胎膜早破对母子二人都有危险，要抓紧时间就医。

三、 胎膜早破的危险

胎膜是胎儿的保护膜，胎膜早破使其失去了保护作用。首先，原来封闭的宫腔向外界开放，容易并发宫内感染，威胁孕妈妈健康，并进一步导致胎儿感染，破水时间越久，感染的发生率越高；其次，羊水外流致使子宫变小，这个刺激将会引发子宫收缩，如果此时尚不足月，就会引发胎儿早产，早产儿器官发育都还不成熟，因而对胎儿生存很不利；另外，羊水流出过多，子宫紧贴胎儿，可引起不协调宫缩，从而影响产程进展；突然的羊水大量流出会使脐带脱垂于阴道内，容易受压，使胎儿血液循环中断，严重威胁胎儿生命。

四、 未病先防——早破水的预防

（一） 准妈妈一定要定时做产前检查

产检有着时间的要求，一般在怀孕 5~7 个月，每个月做一次检查；怀孕 7~9 个月，每半个月做一次检查；怀孕 9 个月以后，每周做一次检查，这个要求是有科学依据的，因为很多孕期的疾病会在中后期出现，严密监控是必要的。这期间如果有什么情况可以随时就诊。

（二） 不要做剧烈的活动

怀孕 36 周以后，就不要再提重物了，也不要做比较繁重的家务活，比如擦窗户、擦地板等；不宜走长路，散步要适度。老年人爱说多走走，该生了才能"下来"，其实胎头能不能入盆和走路的多少没有必然的联系。有的孕妇机械地执行，有的孕妇竟然一口气走一个半小时，这对体力的损耗就太大了。另外孕晚期也要避免长途颠簸。如果有计划异地分娩，可以早一些动身，避免发生意外，给孩子和自己带来不必要的风险。孕晚期工作也不要太紧张，不能久坐，避免去拥挤的场所和挤公交车。

（三） 孕末期禁止性生活

在怀孕最后两个月要适当减少性生活，但是不必禁止，注意不过于激烈即可。但是怀孕 36 周以后要禁止性生活。这一点对于年轻夫妇来说也非常重要。

（四） 避免摔跤

我们平常人偶尔也会不小心绊倒踉跄，孕妇要 10 个月不发生任何小状况也是很不容易的。如果真的有小意外发生，要注意倒地时候的姿势。我们发现，蹲坐是最容易引起早破水的摔倒姿势，就是俗话说的"屁股墩"，侧倒、手撑地和跪地都能够缓冲摔倒带来的冲击力，在那一刹那反应要快，改变姿势，尽量避免骤然蹲坐在地。

（五） 处理宫颈松弛

对于宫颈机能不全的准妈妈，可于怀孕 12 ~ 14 周进行宫颈环扎术，但要注意出现规律宫缩后应及时拆除缝线，避免发生宫颈裂伤。

（六） 安排好孕期的生活和工作

加强孕期营养，孕妇要心情舒畅，保持平静和喜悦，情绪的大起大落也是不利的。

五、 既病防变——早破水的处理方法

早破水是产科的急症。一旦发生早破水，不论是否已到预产期，也不管有没有发生子宫收缩，都应立即去医院就诊。为了预防胎儿脐带脱出，破水后不能保持站立姿势，应立即抬高臀部躺下，保持外阴洁净，最好垫上卫生巾，抓紧赶往医院。途中也需要保持躺卧姿势。

（一） 未足月

胎儿尚未足月时发生破水，可尽量保胎。医生会在加强胎儿监护的情况下应用促使子宫肌肉舒缓的药物，尽量避免诱发宫缩；同时还会严密消毒，必要时使用抗炎药物，以防感染。如果能够维持到怀孕 35 周或以后再分娩则比较理想，这个时候胎儿器官发育接近成熟，成活率较有保证。

（二） 临近分娩

怀孕达到或超过 37 周发生破膜，医生一般会在 12 小时内采取措施，对没有出现宫缩的可使用药物诱发宫缩进入临产状态，超过 12 小时还要预防感染。如果怀孕不足 37 周，医生可能会选择在保持外阴清洁的情况下适当等待，可以尽快使用促进胎儿成熟的相关药物，能够明显降低胎儿发生不测的概率。

（三） 选择手术

如果发生宫内感染、出现胎儿宫内窘迫，或者发生脐带脱垂，应紧急做剖宫产手术，尽快让胎儿娩出。

六、 中医认识早破水

中医对该病有"胎衣早破"的认识，病因与孕妇气血不足、气虚下陷或者胎衣单薄有关，或者因外力损伤、房事损伤等引起。对于气血虚弱的要益气养血，固摄胞宫，如用黄芪、当归、茯苓、党参、白芍、枸杞子、川芎、桑寄生等。以上药物使用需要在专业医生指导下进行。

第十五节

"月子病"

——科学度过产褥期

妈妈顺利地娩出了宝宝，开始坐"月子"了。我国传统习俗对于"月子"非常重视，这也是不无道理的。十月怀胎期间，为了适应胎儿的发育和准备分娩，准妈妈全身各个系统都发生了很大变化。妈妈体重增加了 10～15 千克，血循环总量增加到原来的 1.5 倍，子宫的变化最大，重量增加 20 倍，容积增加 500 倍。分娩后除了乳腺以外，全身各个系统都需要恢复常态，这个恢复的过程就是产褥期，大概需要 6～8 周。医学上就把分娩以后的 6 周即 42 天称为产褥期。这个时期非常关键，全身各系统特别是生殖系统变化急剧，而机体防御能力比较低，加上哺乳需要能量，照顾宝宝又非常辛苦，如果不注意保养很容易患病。

一、 正常产褥期

（一） 生殖系统变化

产褥期变化最大的就是生殖系统了。子宫要在 6 周内恢复到正常未怀孕的状态，重量从 1 000 克左右降至 50 克。正常的话产后两周在腹部就触摸不到子宫了。在这个过程中，子宫肌细胞逐渐缩小，子宫内膜发生脱落和修复，产生恶露。恶露是含有血液和坏死蜕膜组织的子宫阴道排出液。正常恶露分三种，刚开始的时候含大量血液称为红色恶露，一般持续 3 ~ 7 天；然后颜色变浅，含有较多的宫颈黏液和阴道分泌物，为浆性恶露，持续 2 周左右；以后再转为白色恶露，1 ~ 2 周后消失。恶露是新妈妈观察自身状况的窗口。正常的恶露特别是血性恶露除了生产当天以外，出血量一般不超过月经量，出血过多要引起警惕。血性恶露持续时间过长，提示胎盘附着处复原不好，若伴有腐败气味则可能伴有感染。

（二） 泌乳与喂养

母乳是宝宝天然的最佳食品。分娩后乳房做好准备开始泌乳，乳汁的分泌取决于宝宝对乳头的吮吸刺激。所以要在第一时间让宝宝来到妈妈身边，开始吃奶。刚开始的时候乳汁非常少，妈妈不要着急，让宝宝吮吸 5 ~ 10 分钟就可以了，这个刺激就能够发挥作用。孩子饿了可以先另外喂一些奶粉，只是要注意刚出生宝宝喝的奶粉要比正常的稀一些。经过 2 ~ 3 天，乳汁开始分泌，初乳是浑浊的淡黄色液体，别看不好看，可是富含球蛋白，特别适合新生宝宝消化吸收，还能够提高肠道抵抗力，可千万不要丢弃。

我们经常见到，宝宝出生时体重是正常的，过了一个月，别的孩子开始白白胖胖了，这个孩子却还是那么小，一称体重才发现，一个月长了一斤都不到。这时候妈妈该是多么痛心啊。第一个月是宝宝体重增加最快的时期，正常增重应该在 800 ~ 1 000 克，个别孩子可达 1 500 克。那么怎样喂养才最科学呢？

刚开始的时候，新妈妈对于奶水够不够吃总是心里没底。一般来说，刚生产完由于体力消耗比较大，很难马上有充沛的奶水，这是正常的，妈妈不要着急。只要宝宝吃奶的时候，另一侧乳房有滴乳的现象，就说明有奶。月子里喂奶要注意，时间不可过长，如果奶水很多的话，多数宝宝是能够在 5 分钟内吃饱的。所以建议月子里每次喂奶 10 ~ 15 分钟即可，如果不知道宝宝有没有吃饱，可以在他（她）吃过母乳后马上就喂奶粉，如果还饿的话宝宝是会继续吃的。这样就把母乳和奶粉较好地结合起来了，也避免出现孩子以后只吃奶粉而抗拒母乳的现象。而且随着母乳分泌量的逐渐增加，会看到宝宝吃奶粉越来越少，那是妈妈最快乐的事情了。

如果乳房很胀，但是奶水不出，叫作乳汁淤积。这时要及时治疗或者干预，不能消极等待，否则奶水会停止分泌，或者诱发乳腺炎。孩子吸吮力不足，妈妈可使用吸奶器吸引，乳汁排出了，乳腺才能得到信号继续泌乳。现在女性由于使用胸罩普遍比较早，乳腺管很容易被内衣的细小纤维所堵塞，这是乳汁不畅的原因之一。从中医的角度讲，产后妇女因肝经郁滞，气血不通导致泌乳不畅，可以用散结通乳的中药，如柴胡 6 克、当归 12 克、王不留行 9 克、漏芦 9 克、通草 9 克，气虚可加黄芪 12 克，煎服，每天 2 次。也可采用针灸的办法，刺激相应穴位来改善泌乳状况。

二、 异常产褥

（一） 产褥感染

产褥感染是致病的细菌侵袭生殖系统和盆腔其他部位引起的炎性反应。妈妈可能有发热的症状，主要是生殖器官发生炎症的表现。产褥感染严重的将影响新妈妈健康，甚至危及生命。如果是在产后一两天内出现的轻微发热，两三天后低热自退的，不属于该病范畴。

1. 发病因素　和以下情况有关：妊娠后期性交、不注意卫生、早破水、产道损伤、贫血等。

2. 预防

（1）多休息：新妈妈一定要保证充足的休息，如果感觉疲乏，就把照顾宝宝的任务交给家人，这样才能早日恢复体力。

（2）勤喝水：要及时补充水分，最好每天摄入 2 000 毫升左右的水。

（3）适当活动：为有利恢复，促使子宫内残留物排出，产后第 2 天就可以起床活动，或先坐起待适应后再下床，半个月后可做些轻便家务。

（4）讲卫生：新妈妈要勤换卫生护垫和内裤，每天清洗会阴部。注意不能进行盆浴。要每天刷牙，饭后漱口，因为口腔感染也是产褥感染的诱因之一。

3. 建议食疗方法

（1）桃仁 10 克（去皮尖研碎），粳米 60 克，共煮稀粥，加红糖适量服食，每天 1 次。用于时寒时热、恶露不下或下亦甚少、色紫暗有块、小腹疼痛拒按。

（2）马齿苋 100 克，蒲公英 50 克，水煎服。适用于高热寒战、小腹疼痛拒按、恶露量多或少、色紫暗如败酱、有臭气、烦躁口渴、尿少色黄、大便燥结。

（3）生姜 15 克，紫苏叶 10 克，红糖适量。加水 500 毫升煮沸，再加入红糖 20 克，趁热服，每天 2 次，适用于恶寒发热、头痛、肢体疼痛、无汗或咳嗽流涕。

（4）鲜荷叶 100 克，蜂蜜或白糖 100 克，水煎服，适用于产后时热时止、腹满嗳气吞酸、不欲饮食、进食不舒、不喜欢闻食物的气味，或呕吐泄泻。

另外也可用热熨法：花椒、醋各 500 克，同炒热装入布袋中，令患者坐在上面熨之，出汗即愈。

（二）**晚期产后出血**

晚期产后出血是指分娩 24 小时后，在产褥期内发生的子宫大量出血。发生率并不高，一般在产后 1~2 周发病，也有至 4~6 周发病的。表现为急性的阴道大出血，并反复出现。常因失血过多过急导致严重贫血和失血性休克。近年来随着剖宫产率的升高，晚期产后出血的发生率有上升趋势。

1. 引起晚期产后出血的原因

（1）剖宫产后子宫切口坏死：子宫切口位置偏高、偏低都可能引起切口愈合不良；缝合如果过密，缝线过多过紧，可能影响局部血液循环导致发生坏死。

（2）胎盘、胎膜残留，或胎盘附着部位的子宫复原不全，影响子宫收缩和复原。

（3）子宫内膜炎、子宫黏膜下肌瘤、绒毛膜癌等，也可引起晚期产后出血。

发生晚期产后出血必须尽快到医院就医，医生一般会进行对因治疗。子宫复原不良给予子宫收缩剂及抗感染治疗；胎盘胎膜因素给予刮除并送病检；子宫伤口裂开则修复或切除。

中医认为本病因气虚不固，或血热损伤冲任，或血瘀冲任，血不归经所导致。属于气虚的血量多，色淡质稀，无臭味，常伴有倦怠无力，气短懒言；血热的血量较多，色深红质稠黏，气臭秽，常伴有口燥咽干；血瘀的出血淋漓，量少，色暗有块，常伴有小腹疼痛拒按。临床治疗需要在医生辨证指导下用药。

2. 常用食疗、茶疗方法

（1）饮食疗法：

1）用于气虚型的：①乌鸡蛋 3 个，去壳与醋 1 杯、酒 1 杯搅匀，再加大枣 20 克，水适量煎服。每天 1 剂，连服数天。②益母草 30~60 克，鸡蛋 2 个，红糖适量，加水同煮，蛋熟后去壳取蛋再煮片刻，去药渣，吃蛋饮汤。每天 1 剂，连服 5~6 天。

2）用于血瘀型的：①红糖 100 克，茶叶 3 克，加水煎汤，去茶叶后用热黄酒适量冲服。每天 1~2 次，连服 3~5 天。②陈艾叶 15 克，老姜

15克，共加水煎成浓汁，1次服下，每天2~3次，连服数天。

（2）茶疗：也可在日常饮用药茶调理，如气虚型的可服用艾胶茶：艾叶5克、阿胶3克、干姜3克、花茶3克，用前三味药的煎煮液300毫升泡茶饮用，冲饮至味淡。血热型的可服用①艾蒲茶：艾叶5克、蒲黄3克、蒲公英3克、花茶3克，用300毫升开水泡饮，冲饮至味淡。②荷叶止崩茶：荷叶5克、黄芩3克、蒲黄3克、花茶3克，用300毫升开水冲泡后饮用，冲饮至味淡。瘀血型的可服用①益母归茶：益母草5克、当归3克、花茶3克，用前二味药的煎煮液300毫升泡茶饮用，冲饮至味淡。②失笑茶：蒲黄5克、五灵脂3克、花茶3克，用前二味药的煎煮液300毫升泡茶饮用，冲饮至味淡。

3．预防调护

（1）产前产时严格无菌规范操作，合理使用抗生素。

（2）产后适当活动，按摩小腹部，以利于子宫复原。

（三）　产褥中暑

产褥期产妇在高温闷热环境中，特别是在通风不良和身体虚弱的条件下不能很好地散热，导致中枢体温调节发生障碍所产生的急性热病。

旧的习俗认为产后怕"受风"，即使在炎热的夏天也要关闭门窗，穿长衣长裤，禁止扇风淋浴，使居室环境处于高温状态，致使新妈妈体温升高，产生一系列严重症状。产妇感觉口渴、心悸、多汗、恶心、呕吐、发热、头晕、全身无力。此时应迅速将产妇置于低温、通风环境中，补充水分和盐，服用人丹或十滴水，充分休息可缓解。产褥中暑完全是可以预防的，现在随着科学知识的普及，已经比较少见。要破除旧风俗，使居室通风，经常淋浴更衣，让产妇舒适为宜，就能避免产褥中暑的发生。

（四）　其他容易发生的"月子病"

生完孩子，新妈妈照顾宝宝的同时也别忘了关爱自己。

1．子宫脱垂　子宫韧带和盆底肌肉在分娩后变松弛，使得子宫位置发生变化，子宫沿阴道方向往下移动，造成子宫脱垂。新妈妈会感到小腹下坠或腰疼。

子宫脱垂中医学称之为"阴挺"，因为症状多发生在产后，故又称"产肠不收"或"子肠不收"。多数因为身体虚弱、气虚不固，或者肾气亏而不固。治疗需要临床辨证后用药。气虚的可服用黄芪粥：黄芪 30 克，大米适量，煮粥服用；人参粥：人参末 6 克，生姜 3 片，大米适量，煮粥服用。属于肾虚的可服用芡实粥：芡实、核桃肉各 20 克，红枣肉 15 克，煮粥加糖调味服用。

预防措施：新妈妈要充分休息，在床上时多换换卧床体位。下地后不要长久站立，尽量避免下蹲动作，提重的东西请家人帮忙，不要过早跑步，走远路。新妈妈不要急于恢复体形而过早使用强力束腹带，过早进行高强度形体锻炼。

体育锻炼疗法：

（1）缩肛运动：用盆底肌肉收缩法将肛门向上收缩，就如同大便完了收缩肛门那样。每天做数次，每次收缩 10 ~ 20 下。

（2）臀部抬高运动：平卧床上，两脚踏起，紧贴臀部，两手臂平放在身体两侧，然后用腰部力量将臀部抬高与放下。每天 2 次，每次 20 下左右，并逐步增多次数。

（3）下蹲运动：两手扶在桌上或床边，两足并拢，做下蹲与起立动作，每天 1 ~ 2 组，每组 5 ~ 15 次。但要注意，平时要防止空蹲，如需蹲下，最好放一个凳子。

2. **乳头皲裂** 乳头皲裂是一种哺乳期常见的乳房疾病，俗称"烂乳头"。中医称"乳头风"。乳头破裂既容易使乳汁瘀积，又有可能因伤口而发生细菌感染。如果乳头被宝宝吸破了，要注意一是改变哺喂的方法，吃完奶后不要直接将乳头拔出，那样以后宝宝出牙就会咬伤乳头。最好是吃完后妈妈用指尖放在宝宝的口角，让孩子松口，时间长了还能形成条件反射。二是哺乳后擦净乳头上宝宝的唾液，然后挤出两滴乳汁涂布于乳头或乳晕上。三是如果乳头皲裂比较严重的话，可使用百多邦，洗净乳头后涂抹，至下次哺乳前先洗净乳头再喂奶，疗效较好。

中医认识本病与暴怒有关，属于肝火不能疏泄，蕴结湿热。因此需要保持心情舒畅，在饮食上宜清淡而富于营养，多食清凉之品如西红柿、青菜、丝瓜、黄瓜、菊花、茼蒿、鲜藕、荸荠、海带、赤小豆汤、绿豆汤等，水果宜食用橘子，还可食用金橘饼等。忌食生冷、辛辣刺激、荤腥油腻之品。另外也可采用简易外治法。

（1）贴敷法：①莲房炒研为末，外敷。②硼砂2.4克研末，甘油120克，调匀，敷患处。③丁香末敷之。

（2）涂抹法：①取熟鸡蛋黄一个，文火煎熬沥油。取油涂乳头破裂处。②侧柏叶6克，研末，人乳少许调搽。③荷花瓣（阴干为末），冰片少许，用凡士林调搽患处。④南瓜蒂晒干，烧灰存性，研末，香油调敷。

3. 尿潴留　自然分娩，产程较长的话，有可能形成尿潴留。如果新妈妈产后超过6小时都无尿，或者膀胱发胀，排尿无力，这就是发生了尿潴留。产后小便不通是产后的一种常见并发症，中医称"癃闭"。中医学认为本病多是由于产妇素体虚弱，产程长，失血多，气随血耗，肾气不固，不能制约膀胱；或者血瘀气滞，气机受阻，使膀胱气化失常，脾肺气虚，不能通调水道，故引起产后尿潴留。根据临床的表现，可分为气虚、血瘀、湿热和肾阳不足类型。气虚型可伴见身倦气短言低；血瘀型伴见小腹胀痛，镜检可见红色血尿；湿热型可见尿道感染，严重者可发生尿道炎、膀胱炎、发热、身痛等全身症状；肾阳不足型可见头晕耳鸣、腰膝酸软。

（1）临床除在医生指导下辨证用药外，可以采用以下食疗方法：①蝉蜕汤：蝉蜕（去头足）9克，加水500~600毫升，煎至400毫升，去渣加红糖适量，一次服完。服后5小时不排尿，可再服一剂。②黄芪猪肠汤：黄芪60克，猪肠1根，黑豆30克，赤小豆30克。将豆类洗净装入猪肠内，用清水将猪肠与黄芪同炖至熟去药渣。吃豆及肠，一次即效。用于气虚型。

另外也可使用灸法、贴敷法或者推拿按摩。

（2）隔盐灸：用食盐填平神阙穴（肚脐），再取葱白适量，捣烂如泥，铺盐上，厚约寸许，上置艾柱灸5壮，每天1次。

（3）敷贴法：① 将适量的盐炒热后，加150毫克麝香末，混匀，填脐中，外用葱白十余根作一束，切如半指厚，置盐上，用艾灸，觉热气入腹难忍为止，小便即通。适用于产后尿潴留。② 鲜青蒿200～300克捣碎，不让汁流失，即时敷于脐部，纱布覆盖，胶布固定。敷后病人腹部有清凉感，一般30～60分钟内即可排尿。该方法适用于温热型。③ 粗盐0.5千克炒热，用布包裹后，久熨下腹部，可使尿通。④ 芒硝3克，研末，贴在水分穴3小时后即通小便。⑤ 鲜柳叶10～15片，洗净后嚼碎，敷于膀胱区，有利尿作用。

（4）推拿按摩：①指按，用左手中指指腹点按脐耻连线中点，用右手中指按压左手中指指甲，并逐渐用力向下加压，以病人能耐受为度，1～3分钟即可奏效；或者嘱产妇端坐或平卧，腹部放松，医者用两手拇指有节奏地按压产妇双侧足三里穴，每分钟60次，1分钟后再按压关元穴。手法由轻到重，至产妇有尿意即可。②掌揉小腹，掌根附着于腹部膀胱充盈处上方，用力斜向内下方，环转摩揉5分钟，以通利小便。在关元穴推压并间断向耻骨联合方向下推，手法按逆时针方向，先轻后重，5～15分钟。适用于产后尿潴留而膀胱胀大不甚严重者。

预防措施：如果身体没问题，新妈妈在产后起床活动一下，能促进小便排出。也可以用温水冲洗外阴，用温度和声音刺激产妇自主排尿，比如听流水声、提供适宜场所、热敷、推拿按摩。确实不行的话就要求助于医生，使用导尿管。

4. **腰疼** 很多新妈妈在月子里感到腰酸背痛。这是因为骨盆韧带尚处于松弛状态中，腹部肌肉也相对无力，这个时候如果不注意，很容易出现腰部酸痛。中医认为这与产后肾虚，经络不养；或外感风寒，寒湿留滞腰部；或瘀血内阻经络有关。临床根据医生辨证后选用有关药物。同时可选用麝香追风膏，每次 1 贴，贴于患处。

属于肾虚型的见到产后腰酸空痛，甚或足跟亦痛，恶露量少，可饮用蒲地茶：蒲公英 5 克、生地 3 克、绿茶 3 克，用 200 毫升开水冲泡 5～10 分钟即可饮用。血瘀型的可见到产后腰部疼痛剧烈，关节屈伸不利，恶露下行不畅，常见茶疗有酱归茶：败酱草 5 克、当归 3 克、白芍 3 克、桂心 3 克、花茶 5 克，用上药的煎液 300 毫升，冲泡花茶 5～10 分钟后饮用。风寒型的见到遍身关节酸痛或走窜无定，畏寒喜暖，得热则舒，可饮用漏龙茶：漏芦 5 克、地龙 3 克、生姜 3 克、绿茶 3 克，用漏芦、地龙的煎煮液 250 毫升冲泡生姜、绿茶后饮用；或者参风茶：人参 3 克、防风 3 克、花茶 3 克，用 200 毫升开水冲泡后饮用，冲饮至味淡。

另外也可采用外治疗法，如塌渍法：老茅草叶、石菖蒲、陈艾叶各适量，水煎塌渍外洗。煨法：葱白 60 克、桑枝 30 克、食盐 80 克，共炒热外敷患处；或者用麸子焙黄喷醋装入袋内，趁热敷痛处，盖被取汗。熏洗法：鲜黑心姜 60 克、鲜香茅 250 克、鲜柚树皮叶 250 克、鲜艾叶 250 克，米酒适量。将前四味药洗净，捣烂，加水适量煎浓汁，入米酒和匀，趁热先熏后洗患处，每天 2 次，连用 3～5 天。贴敷法：将干姜、乳香、没药、川芎各 10 克，共研细末醋调敷手心，外敷纱布固定。

预防措施：喂奶姿势不当是造成产后腰疼的主要原因之一，给宝宝喂奶一定要注意姿势要正确，背与大腿呈 90 度角，大腿和小腿呈 90 度角，坐有靠背的椅子承托背部，腰部放置柔软靠垫。喂奶时间不要过长。同时避免经常弯腰，特别是抱、放宝宝时，要预先调整好。扫地、拖地等需要弯腰干的活暂时不做。

另外新妈妈要注意补钙，避免骨质疏松而引起腰痛。还应该适当运动，逐步通过锻炼加强腰肌和腹肌的力量，增强腰椎稳定性。

5. 小关节损伤　产后身体虚弱，一些平时看来很轻松的小事，比如挤压吸奶器、抱孩子等，在月子期间就会很容易损伤手部的小关节，最多见的是肌腱炎、滑膜炎，新妈妈常感到手指发麻、疼痛，某个动作受限制等。

　　预防措施：避免肌肉损伤。产后做家务时间不要太长，否则将使肌肉一直处于紧张状态，容易出现损伤。同时产后新妈妈身体虚弱，风邪乘虚而入，容易致使小关节肌腱和神经损伤。所以，无论你做什么家务，只要感觉局部出现酸胀，一定要立即停下来休息，甩甩手，转转圈。月子里还要不摸冷水，避免寒冷刺激。